Armin Roßme

Natürlich gesund mit

Sauerkraut

Eingelegten Weißkohl für die Gesundheit von Magen und Darm nutzen. Mit köstlichen Rezepten für alle Gelegenheiten

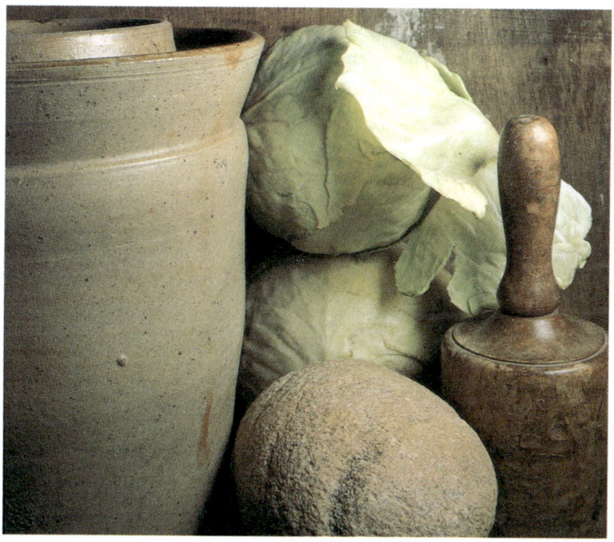

Südwest

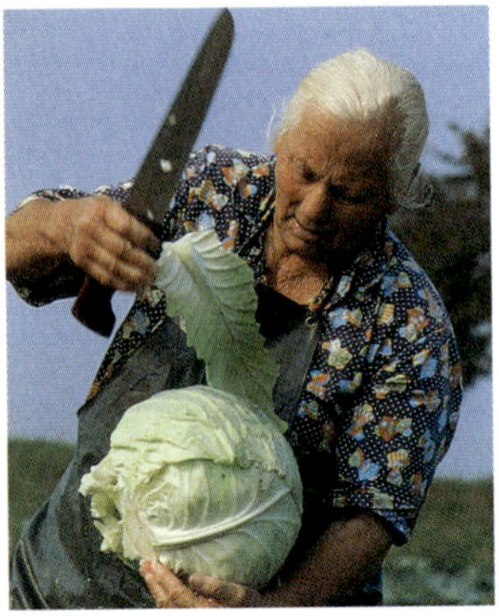

Nahrungs- und Heilmittel unserer Großmütter: Das Sauerkraut erlebt derzeit seine hochverdiente Renaissance.

Inhalt

Nicht nur mit Eisbein oder Bratwurst: Wer mit Sauerkraut kocht, hat ungeahnte Variationsmöglichkeiten.

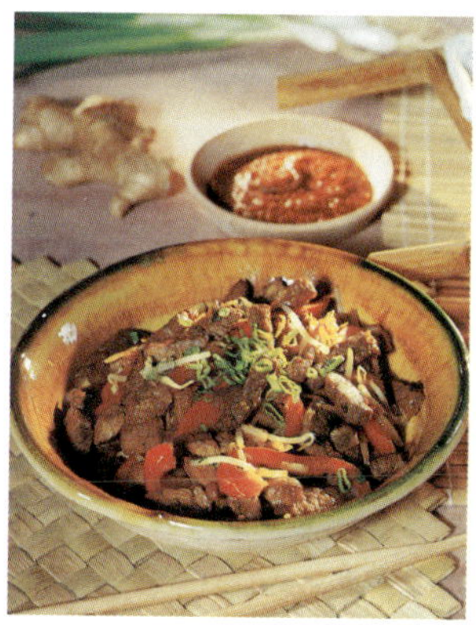

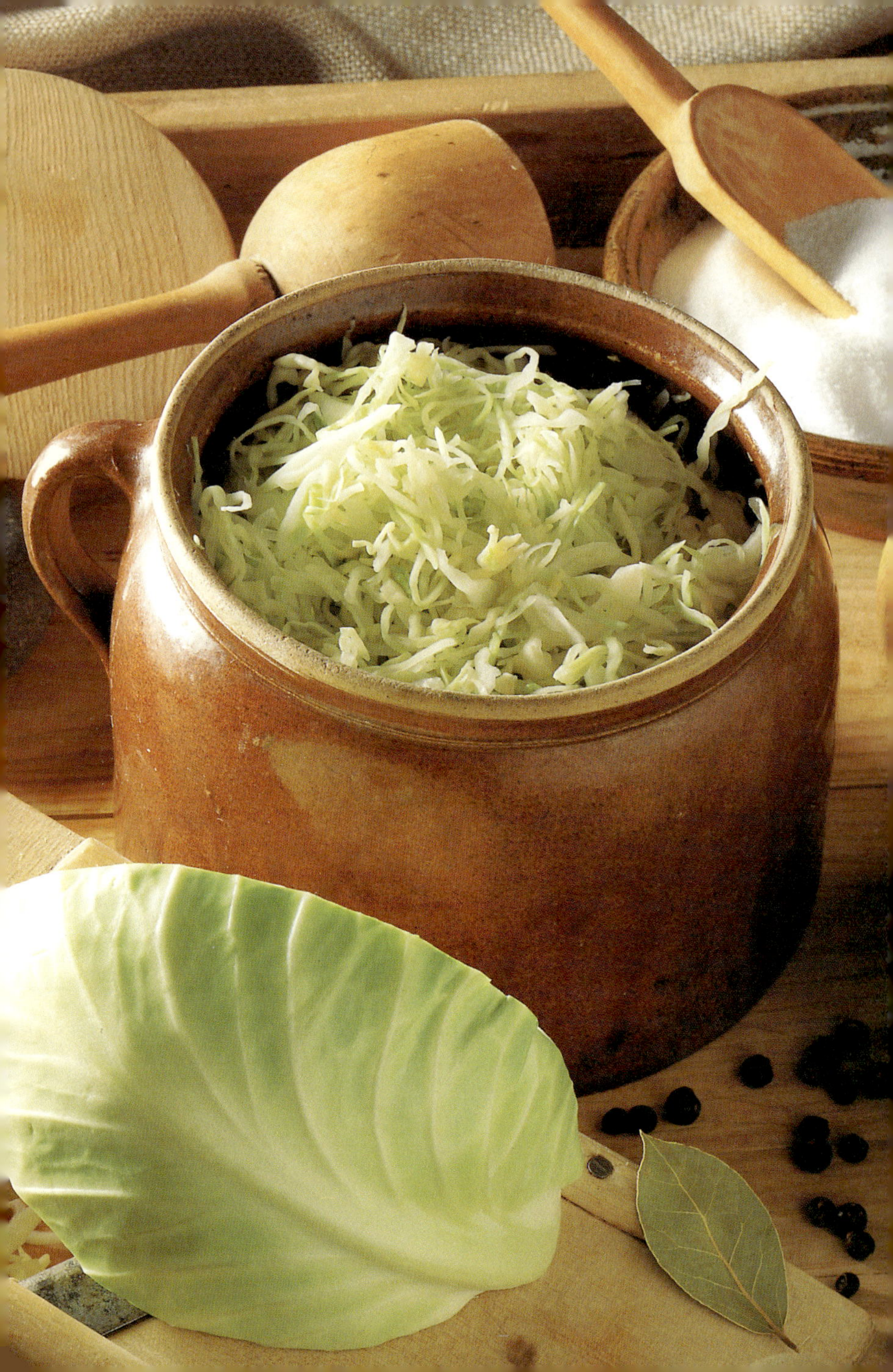

Vom Weißkohl zum Sauerkraut

»Nur der ist klug und weise, der auf Gesundheit schaut! Denk an die gesunde Speise und iss täglich Sauerkraut«, dichtete Wilhelm Busch und beschrieb damit in zwei kurzen Sätzen, was viele Gelehrte und Heilkundige schon Jahrhunderte vor ihm erkannt und propagiert hatten, nämlich die Bekömmlichkeit und den gesundheitlichen Nutzen von Sauerkraut. Bereits beim Bau der Chinesischen Mauer um 220 v. Chr. sollen sich chinesische Handwerker vorwiegend von Sauerkohl ernährt haben, und im 4. Jahrhundert v. Chr. empfahl Hippokrates, der berühmte Arzt der Antike, Sauerkraut wegen seiner positiven Eigenschaften für die Gesundheit.

Milchsaure Gärung funktioniert übrigens nicht nur mit Weißkohl, sondern sie eignet sich auch, um andere Gemüse, z. B. grüne Bohnen, bekömmlich und haltbar zu machen.

Sanft konserviert

Sauerkraut ist nichts anderes als Weißkohl, der, um haltbar gemacht zu werden, einer milchsauren Gärung ausgesetzt wurde.

Dieses besonders schonende Konservierungsverfahren ist schon seit Jahrhunderten bekannt und wird vielerorts praktiziert. Sein Vorteil ist, dass es ohne komplizierte Technologie oder schwer zu beschaffende Zutaten auskommt und deshalb so einfach anzuwenden ist. Darüber hinaus nimmt die milchsaure Gärung nur einen geringen Einfluss auf die wertvollen Inhaltsstoffe des Ausgangsprodukts.

Mit seinem hohen Vitamin-C- und Balaststoffgehalt ist Sauerkraut ein wichtiger Teil der gesunden Ernährung.

Kohl ist eine der wichtigsten und preiswertesten natürlichen Quellen für Vitamine, Mineralstoffe und Ballaststoffe. Diese gehen bei einer sachgerecht durchgeführten milchsauren Gärung auch nicht verloren, sondern werden sogar noch durch Enzyme und andere hochwertige Stoffe ergänzt. Die Vielzahl wertvoller Inhaltsstoffe macht Sauerkraut zu einem unverzichtbaren Bestandteil jeder Ernährung. Auch viele der frühen Entdecker und Seefahrer profitierten von den positiven Eigenschaften des Sauerkrauts. Zwar wusste man sehr viel weniger über den Zusammenhang von Nahrungsinhaltsstoffen und Gesundheit, aber gute Erfahrungen wiesen den Weg, und so lernten die Seeleute sehr schnell, dass sie der monatelangen Knappheit an Frischkost und der Gefahr einer auf Vitaminmangel beruhenden Skorbuterkrankung durch häufige Sauerkrautmahlzeiten wirkungsvoll begegnen konnten.

Sauerkraut gilt fälschlicherweise als typisch deutsches Essen, weshalb den Deutschen in vielen Ländern der Spitzname »Krauts« anhaftet.

Kalorienarm und schmackhaft

Heute wissen wir, dass insbesondere der hohe Vitamin-C-Gehalt des Sauerkrauts die typische Seefahrerkrankheit Skorbut verhinderte. Aber es sind nicht nur die wertvollen Inhaltsstoffe, die das Sauerkraut als Nahrungsmittel so interessant machen, sondern auch sein geringer Gehalt an Kalorien.

Traditionell wird Sauerkraut daher in der deutschen und elsässischen Küche gerne zu schweren, fetthaltigen Fleischgerichten serviert. Im Bemühen um eine leichte und bekömmliche Küche bekommt es aber in den letzten Jahren ein ganz neues Image und wird z. B. als Gemüse oder herzhaftes Teiggericht serviert. Sauerkraut lässt sich vielfältig mit Fisch, Fleisch und Geflügel kombinieren, schmeckt als Salat oder als Eintopf und ergibt herzhafte Aufläufe, Gratins oder Strudel. Die zahlreichen Rezepte (siehe Seite 36ff.) bieten Ihnen einen kulinarischen Überblick und wollen Sie zum Nachkochen anregen.

Neben dieser kulinarischen Neubesinnung wurde auch der gesundheitliche Nutzen von Sauerkraut wieder entdeckt, denn es ist ein Lebensmittel, das Krankheiten lindern oder sogar verhindern kann. Sauerkrautsaft bringt die Verdauung auf Trab, reguliert die gestörte Magen- und Darmfunktion. Es ist mineralien- und ballaststoffreich und fördert die Basenbildung. Lassen Sie sich von den vielen positiven Seiten des Sauerkrauts überzeugen, finden Sie Ihre Lieblingsrezepte heraus, und bereichern Sie Ihren Speiseplan mit köstlichen Gerichten, bei denen ein schlechtes Gewissen gar nicht erst aufkommt.

Eine frühe Sorte des Weißkohls ist der Spitzkohl. Er unterscheidet sich von seinem großköpfigen Nachfolger durch seine nach oben hin spitz zulaufende Form und seine luftig angeordneten Blätter.

Frisch geerntet

Der klassische Weißkohl mit seiner kugelrunden Form und den grünen Blättern wird in den Sommermonaten geerntet. Für den späten Kohl, auch Herbstkohl genannt, sind dicht geschlossene Blätter typisch, die ihn zu einem winterharten und gut zu lagernden Gemüse machen. Die Ernte ist sehr arbeitsaufwändig, denn zum Großteil geschieht sie noch immer in Handarbeit.

Weißkohl ist das ganze Jahr über frisch erhältlich und wird auf Märkten und in Lebensmittelgeschäften angeboten. Der Löwenanteil der Weißkohlernte wird jedoch zur Herstellung von Sauerkraut verwendet. Bei dem hierzulande verarbeiteten Weißkohl handelt es sich um Spezialsorten für die Industrie. Die Kohlsorten müssen bestimmte Anforderungen an Kopfgröße, Fruchtzuckergehalt, Aroma und Strunkanteil erfüllen. Im Gegensatz zu dem auf dem Markt erhältlichen kleinköpfigen grünen und leichtgewichtigen Weißkraut bevorzugt man für die industrielle Verarbeitung feste, fast weiße Köpfe mit einem Gewicht zwischen drei und sieben Kilogramm.

Ein uraltes Konservierungsverfahren

Durch milchsaure Gärung werden schädliche Keime verdrängt, und das Gemüse wird haltbar gemacht.

Die natürliche Säuerung ist eines der ältesten Konservierungsverfahren für Gemüse. Vermutlich wurde milchsaure Nahrung schon vor Beginn des Ackerbauzeitalters, also vor mehr als 10 000 Jahren, verwendet. Sicher ist, dass bereits zu Zeiten des griechischen Arztes Hippokrates im 4. Jahrhundert v. Chr. das Einsäuern von Weißkohl bekannt war. In China und im antiken Rom stellte man Sauerkraut her und bewahrte es in Tonkrügen auf. Die ersten schriftlichen Aufzeichnungen über das Einlegen von Kohl in Ölkrügen stammen aus der Römerzeit. Sowohl griechische als auch römische Ärzte und Naturheilkundler sammelten Erkenntnisse über die Heilkräfte von frischem und gesäuertem Kohl. Gärprodukte waren in der damaligen Zeit schon wegen ihrer langen Haltbarkeit äußerst geschätzt.

Unsere Urgroßmütter machten außer Kohl auch viele andere frisch geerntete Gemüse haltbar, indem sie diese mit Salz einlegten und die überall »wild« vorkommen-

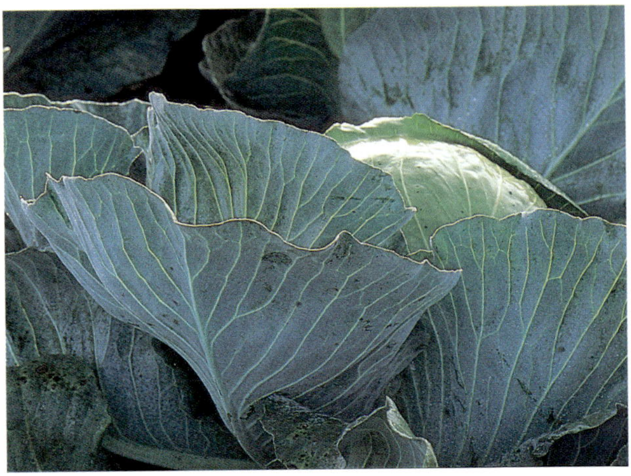

Heilwirkungen von Sauerkraut: Es aktiviert den Gehirn- und Nervenstoffwechsel, hilft beim Knochenbau und stärkt die Widerstandsfähigkeit in Stresssituationen.

den Milchsäurebakterien, die sich in Fässern und großen Gärtöpfen niederließen, zur Gärung nutzten. Dabei entstand so viel Säure, dass andere Keime nicht mehr gedeihen konnten.

Maschinelle Herstellung von Sauerkraut

Industriell wird Sauerkraut seit dem Ende des vorigen Jahrhunderts hergestellt. Nach der Ernte werden die grünen Blätter entfernt, die Kohlköpfe geputzt, und der Strunk wird mit Hilfe spezieller Maschinen herausgebohrt. Der Weißkohl wird in Streifen geschnitten und über Förderbänder in die Gärbecken transportiert. Früher verwendete man Holzfässer, heute sind Gärsilos mit einem Fassungsvermögen von sechs Tonnen und mehr gebräuchlich. Nach der Zugabe von Kochsalz werden die Gärbecken luftdicht verschlossen. Der Gärprozess kann somit ablaufen, und aus dem Weißkohl wird Sauerkraut.

Beim Weißkohl gibt es frühe, mittelfrühe und späte Sorten. Der frühe Kohl wird von Mai bis Juni, der mittelfrühe von Juli bis Oktober und der späte bis November bzw. Dezember geerntet.

Milchsaure Gärung

Die Sauerkrautgärung ist ein natürlicher Vorgang, der vor allem durch so genannte Milchsäurebakterien verursacht wird. Durch die Zugabe von Kochsalz einerseits und das Pressen des Kohls andererseits tritt Zellsaft aus dem Weißkohl aus, der die Zwischenräume zwischen den Kohlschnitzen füllt und die verbliebene Luft verdrängt. Dadurch entsteht ein günstiges Klima für Milchsäurebakterien, die sich vermehren und dabei Milchsäure bilden. Das so entstehende saure Milieu macht es vielen Bakterien unmöglich zu überleben. Je mehr Milchsäure also gebildet wird, desto mehr unerwünschte Keime werden in ihrer Vermehrung und Weiterentwicklung gehemmt. Auch bei der industriellen Herstellung von Sauerkraut handelt es sich um eine biologische

Konservierung, die sich bis zu diesem Zeitpunkt in nichts von der traditionellen Sauerkrautherstellung unterscheidet.

Lange Haltbarkeit

Je nach Jahreszeit, Temperatur und gewünschter Säuerung dauert die Sauerkrautgärung zwischen sechs Tagen und drei Wochen. Anschließend wird das Kraut in einem großen Kessel erhitzt, wodurch die unerwünschte Kohlensäure ausgetrieben und die weitere Vermehrung von Milchsäurebakterien verhindert wird. Das Sauerkraut wird aufgelockert und durch Blanchieren auf eine hohe Abfülltemperatur gebracht. Nachdem es abgefüllt ist, wird es pasteurisiert bzw. sterilisiert und ist dann etwa 48 Monate in Dosen bzw. 18 Monate in Frischhaltebeuteln lagerfähig. Einmal geöffnet sollte man das Kraut jedoch nicht länger als sieben Tage im Kühlschrank aufbewahren.

> **Nicht nur beim Bier, sondern auch bei der Herstellung von Sauerkraut gibt es in Deutschland strenge Richtlinien bezüglich Reinheit und Zusätze.**

Gesetzliches rund ums Sauerkraut

Schon seit Ende des 19. Jahrhunderts wird Sauerkraut industriell hergestellt. In Deutschland geschieht das heute nach den Vorschriften des deutschen Lebensmittelrechts und unter Beachtung der strengen Richtlinien für die Herstellung, Beurteilung und Kennzeichnung von Sauerkraut.

Das Lebensmittelgesetz definiert Sauerkraut als »das Erzeugnis, das aus – in annähernd gleichmäßige Streifen geschnittenem – Weißkohl (...) nach Zusatz von Kochsalz ausschließlich durch natürliche Gärungsvorgänge – im Wesentlichen durch Milchsäuregärung – entsteht«. Es wird weiterhin vorgeschrieben, dass zur Herstellung von Sauerkraut nur gesunder, sauberer und verwendungsreifer Weißkohl genutzt werden darf, der vor der Verarbeitung von grünen Blättern und Fehlstellen befreit sein muss.

Erlaubte Zusätze

In den Richtlinien wird weiterhin festgelegt, welche Zutaten erlaubt sind:

- Kochsalz oder gesättigte Salzlake
- Gewürze, Kräuter und Essenzen mit natürlichen Aromastoffen
- Zuckerarten, Zuckeraustauschstoffe
- Askorbinsäure
- Wein, Sekt oder Champagner
- Verschiedene Obstsorten (z. B. Ananas, Äpfel oder Birnen)

Pasteurisiert oder sterilisiert?

Um die Haltbarkeit von Sauerkraut zu verlängern, wird es in luftdicht verschlossenen Behältnissen einer Wärmebehandlung unterzogen. Dadurch werden Mikroorganismen und Enzyme unwirksam gemacht. Dauer und Höhe der Erhitzung beeinflussen dabei, wie vollständig andere Keime vertrieben werden. Man unterscheidet im Prinzip zwei Methoden der Wärmebehandlung. Unter Pasteurisieren versteht man eine Wärmebehandlung, bei der eine Temperatur von 100 °C nicht überschritten wird. Dabei werden zwar nicht alle Keime abgetötet, doch die Säure und das Vakuum unterstützen die Konservierung, so dass sich eine ausreichend lange Haltbarkeit ergibt. Angeboten wird auch sterilisiertes Sauerkraut, das einer Wärmebehandlung mit Temperaturen von mehr als 100 °C unterzogen wurde. Beim Sterilisieren werden alle Keime abgetötet, wodurch sich die Haltbarkeit noch verlängert. Allerdings werden bei diesem

Sauerkraut kann in vielfältiger Weise variiert werden. Im Verkauf stehen schon die unterschiedlichsten Variationen zur Verfügung, die durch die verschiedensten Zutaten zu immer neuen Geschmackserlebnissen kombiniert werden können.

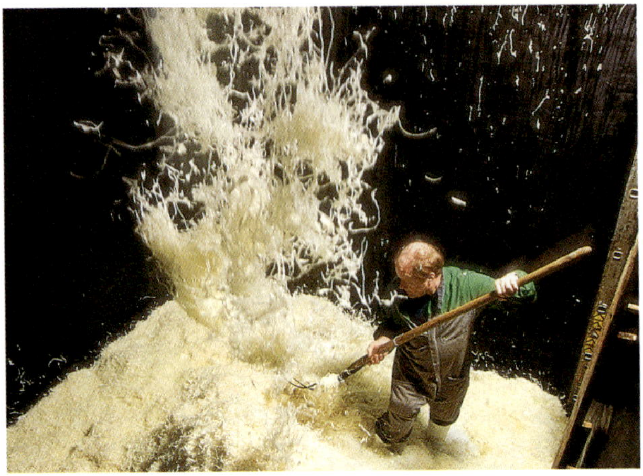

Hohe Qualität, auch bei industrieller Fertigung: Auch pasteurisiertes Sauerkraut enthält noch fast alle gesundheitlich wirksamen Stoffe.

Rohes Sauerkraut hat die meisten Inhaltsstoffe und unterstützt die Gesundheit optimal. Soll die Haltbarkeit darüber hinaus verlängert werden, empfiehlt sich ein sanftes Wärmeverfahren wie die Pasteurisation, um möglichst viele Vitalstoffe zu bewahren.

Konservierungsverfahren auch eine Reihe von Vitaminen zerstört, was die gesundheitliche Qualität von Sauerkraut beeinträchtigt. Wärmebehandeltes Sauerkraut muss mit den Angaben »pasteurisiert« oder »sterilisiert« gekennzeichnet werden.

In Reformhäusern wird dem Kunden pasteurisiertes Sauerkraut unter dem Namen »Delikatesssauerkraut« angeboten.

Zusatzbezeichnungen

Bezeichnungen wie »Weinsauerkraut«, »Weinsauerkohl«, »Weinkraut«, »Sauerkraut mit Wein« oder »Sauerkohl mit Wein« zeigen an, dass 100 Kilogramm Sauerkraut mindestens zwei Kilogramm (also zwei Liter) Wein enthalten.

Beträgt der natürliche Gehalt an Vitamin C in Sauerkraut mindestens 20 Milligramm je 100 Gramm abgetropfter und abgepresster Lake (= Presslake), darf das Sauerkraut unter der Bezeichnung »Vitamin-C-haltig« oder »mit natürlichem Vitamin C« verkauft werden.

Qualitätsprodukt Sauerkraut

Heutzutage wird Sauerkraut frisch oder als Konserve sowie mit verschiedenen Zutaten verfeinert angeboten. Es ist so preiswert, dass es sich kaum mehr lohnt, Sauerkraut selbst anzusetzen. In früheren Zeiten überließ man die Herstellung von milchsaurem Gemüse mehr oder weniger dem Zufall. Man ließ es einfach so lange stehen, bis sich genügend »wilde« Milchsäurebakterien aus der Umgebung im Gemüse absetzten. Dadurch konnte der Gärungsprozess nur schlecht kontrolliert werden. Ob ein wohlschmeckendes, säuerliches Gemüse entstand oder weiße Schimmelrasen das Unternehmen gefährdeten, war nicht vorhersehbar. Heute läuft die industrielle Milchsäuregärung unter optimalen Bedingungen ab, und das Endprodukt Sauerkraut unterliegt strengen Qualitätsvorschriften. Sie können sich also beim Einkauf auf die Qualitätskontrollen verlassen, die das Sauerkraut durchlaufen hat. Wer Wert auf ökologischen Anbau legt, findet in Naturkostläden oder Reformhäusern Biosauerkraut.

Sauerkraut wird vielfältig angeboten: roh, ohne Hitzebehandlung in Plastikeimern, Klarsichtbeuteln oder vom Fass und konserviert in Dosen, Gläsern und Alubeuteln.

Qualitätsmerkmale von Sauerkraut

- Frisches Sauerkraut sollte hellgrau bis bräunlich sein.
- Das Kraut darf nicht glitzern, die Oberfläche muss stumpf sein, und die Krautstreifen sollten leicht durchscheinend sein.
- Sauerkraut darf nicht nach Essig oder Fäulnis riechen. Sein Geruch sollte appetitanregend sein.
- Frisches Sauerkraut fühlt sich fest an. Die einzelnen Schnitzel dürfen nicht zerreißen und sollten dennoch Saft abgeben.

Sauerkraut – selbst gemacht

Wer trotz der bequemen Wege, an gutes, qualitativ hochwertiges Kraut zu kommen, sich daranmachen will, sein eigenes Sauerkraut zu produzieren, sollte sich durch anfängliche Misserfolge nicht entmutigen lassen. Außer gesundem Kohl und einigen anderen Zutaten benötigt man auch entsprechendes Handwerkzeug und das richtige Maß an Hygiene – und Geduld.

So machte es Großmutter

Traditionell verwendete man zum Säuern von Gemüse Steintöpfe oder Holzfässer, beispielsweise gebrauchte Weinfässer. Die Gefäße mussten vor und nach der Benutzung gründlich gereinigt werden, was insbesondere bei Holzgefäßen recht aufwändig war. Sie wurden gleich nach Gebrauch gut ausgebürstet und mit kaltem Wasser ausgeschwenkt.

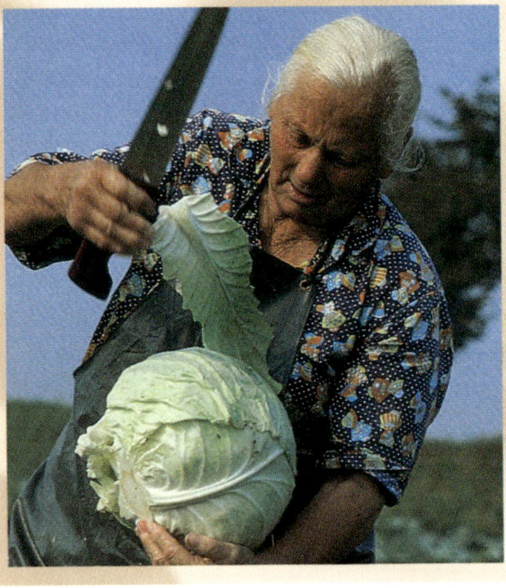

Dann gab man eine Hand voll Wacholderbeeren in das Fass und füllte es mit kochendem Wasser, das man erst wieder ausgoss, wenn es nur noch lauwarm war. Das so behandelte Fass nahm dadurch das Aroma der Wacholderbeeren an. Nun musste das Holzgefäß an der Luft gut getrocknet werden. Vor dem nächsten Gebrauch wurde es gewässert und noch einmal mit kochendem Wasser, dem ebenfalls wieder Wacholderbeeren zugesetzt waren, behandelt.

Das Kraut einschichten

Kraut wurde möglichst frisch verarbeitet. Die Strünke wurden entfernt, einige Blätter beiseite gelegt und die Kohlköpfe fein gehobelt. Auf den Boden des Einmachgefäßes legte man einige Lagen ganze Kohlblätter. Nun

Sauerkraut selbst herstellen ist leichter, als es klingt – man braucht dazu nur ein wenig Erfahrung und Geduld.

füllte man das geraspelte Kraut in dünnen Lagen ein, die jeweils gesalzen und mit einem Holzstößel fest gestampft wurden. Darauf legte man eine Lage ganze Kohlblätter, ein ausgekochtes Leinentuch, den Deckel des Gefäßes und einen Stein. Wenn nach zwei bis drei Wochen die Gärung beendet war, wurden Tuch, Brett und Stein gereinigt und wieder auf das Kraut gelegt. Damit das Sauerkraut möglichst lang hielt, mussten Gefäßwände, Deckel und Stein wöchentlich gereinigt und das Tuch durch ein frisches ersetzt werden.

Eigene Herstellung heute

Im Prinzip hat sich an der Sauerkrautherstellung bis heute nicht viel geändert. Ob Sie Ihr Sauerkraut zu Hause selbst ansetzen wollen oder ob Sauerkraut industriell produziert wird: Der wichtigste Teil – nämlich die milchsaure Gärung – bleibt Mutter Natur überlassen.

Wenn Sie die Sauerkrautherstellung in die eigene Hand nehmen, haben Sie den Vorteil, dass Sie beliebige Gewürze und andere Geschmackskomponenten hinzufügen können. Außerdem fällt die Sterilisation bzw. Pasteurisierung des Krauts weg, also bleiben alle wertvollen Vitamine erhalten.

Allerdings sollten Sie selbst hergestelltes Sauerkraut möglichst rasch verbrauchen, da es lediglich durch die natürlich vorkommenden Milchsäurebakterien konserviert wird und dadurch nicht unbegrenzt haltbar ist.

Sauerkraut aus eigener Produktion

Zutaten: *5 kg frisches, festes Weißkraut • 75 g Jodsalz • einige Wacholderbeeren • 1 Beutel getrockneter Dill oder Kümmel • 500 g Karotten*

Das Weißkraut sehr fein hobeln und mit Jodsalz, Kräutern und Gewürzen sowie grob geraspelten Karotten in einem Gefäß so lange stampfen, bis der Saft über den Zutaten steht. Dann legen Sie einen Steinguttopf mit einem Leinensack aus, schichten das Kraut hinein und drücken es fest. Der Sack muss fest verschlossen werden. Er wird mit einem sauberen Tuch abgedeckt, das hin und wieder ausgewaschen werden muss. Das Ganze wird mit einem Brett und einem Stein beschwert und soll an einem warmen Ort 14 Tage gären. Anschließend muss das Sauerkraut kühl gelagert werden und sollte bald verzehrt werden.

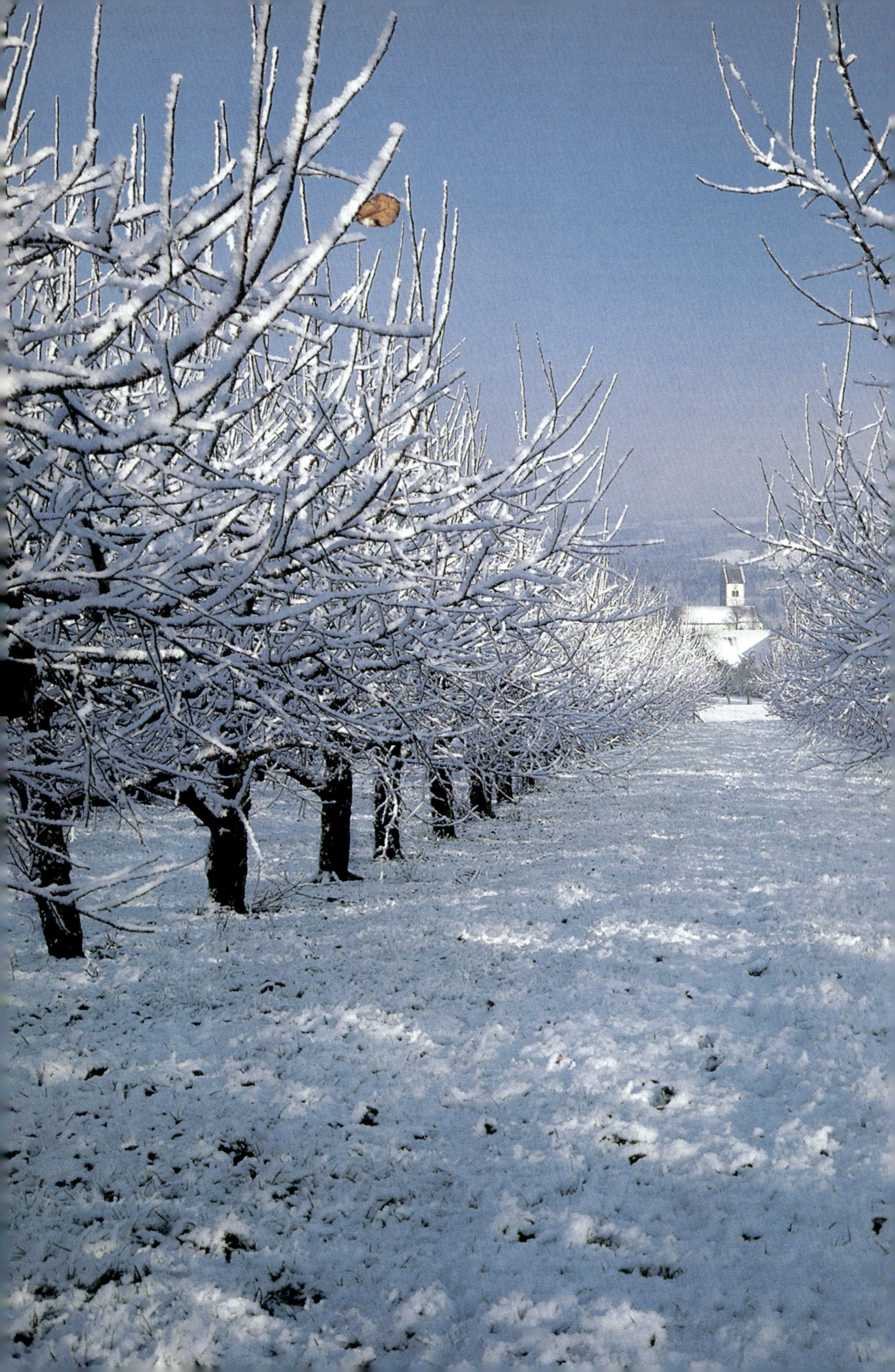

Wertvolle Inhaltsstoffe

Sauerkraut ist nicht nur ein kalorienarmes Lebensmittel, sondern es liefert auch viele wichtige Vitamine und Mineralstoffe und unterstützt auf natürliche Weise unsere Verdauung. Mit nur 20 Kilokalorien pro 100 Gramm und zahlreichen Inhaltsstoffen zählt Sauerkraut zu den Lebensmitteln mit hoher Nährstoffdichte; das bedeutet, dass dem Körper viele Vitamine, Mineralstoffe und andere gesundheitlich wirksame Substanzen zugeführt werden, ohne dass das Kalorienkonto belastet wird.

Da die Gärflüssigkeit ebenfalls Vitamine und Mineralstoffe enthält, sollte sie auch genutzt und nicht weggeschüttet werden.

Vitamine und Mineralstoffe

Bereits 200 Gramm Sauerkraut decken mehr als den halben Tagesbedarf eines Erwachsenen an Vitamin C. Zu den Zeiten der großen See- und Entdeckungsfahrten im 17. und 18. Jahrhundert schützten Sauerkrautmahlzeiten die Schiffsbesatzung vor dem gefürchteten Skorbut. Diese Krankheit entsteht durch einen Mangel an Vitamin C und äußert sich in der Brüchigkeit von Blutgefäßen. Dadurch kommt es zu plötzlichen Blutungen, zum Ausfallen der Zähne und zu Störungen des Knochenwachstums. Auch Wunden verheilen nur sehr schlecht. Vitamin-C-Mangel entstand, da die Schiffe nur sehr begrenzt frische Lebensmittel mitnehmen konnten. Das scheiterte zum einen am Platz, zum anderen hatte man auch kaum Möglichkeiten, frische Lebensmittel so zu lagern, dass sie nicht verdarben. Insbesondere auf den langen Strecken über den Atlantik nach Amerika oder

Als optimaler Vitamin-C-Lieferant stärkt Sauerkraut unser Immunsystem, das uns gerade im Winter vor Erkältungskrankheiten schützt.

Jeder hat schon einmal die Auswirkungen eines Mangels an Vitamin C kennen gelernt: Herbst und Winter nahen, und schon hat sich ein Schnupfen oder Husten festgesetzt. Vitamin C kräftigt die Schleimhäute; fehlt es, wird ihre Funktion eingeschränkt, so dass Bakterien und Viren keine großen Schranken überwinden müssen.

um Südamerika herum bis in den Pazifik sahen die Seeleute oft wochen- oder monatelang kein Land und ernährten sich in dieser Zeit vorwiegend von getrockneten oder eingesalzenen Lebensmitteln. Heute ist Skorbut in unseren Breitengraden eine Krankheit ohne Bedeutung.

Die Bedeutung von Vitamin C

Vitamin C nimmt unter den Vitaminen eine herausragende Stellung ein, denn es erfüllt zahlreiche Funktionen im Körper. Es stärkt das Immunsystem und ist am Aufbau von Schleimhäuten, Bindegewebe und Knochen beteiligt. Außerdem sorgt Vitamin C für die Entgiftung des Körpers und unterstützt den Eisenstoffwechsel. Als Radikalefänger schützt es unsere Zellen vor Umwelt- und Nahrungsgiften und trägt so dazu bei, Krankheiten zu verhindern.

Zufuhrempfehlungen für Vitamin C

Personengruppe	Alter	mg/Tag
Säuglinge	0 bis unter 4 Monaten	40
	4 bis unter 12 Monaten	50
Kinder	1 bis unter 4 Jahren	55
	4 bis unter 7 Jahren	60
	7 bis unter 10 Jahren	70
	10 bis unter 13 Jahren	75
	13 bis unter 15 Jahren	75
Jugendliche und Erwachsene		75
Schwangere ab dem 4. Monat		100
Stillende		125

Vitamin C im Sauerkraut

Der Vitamin-C-Gehalt im Sauerkraut hängt von verschiedenen Faktoren ab. Entscheidend sind der Reifegrad und der ursprüngliche Vitamingehalt des Kohls sowie die Art seiner Vergärung. Um den natürlichen Vitamin-C-Gehalt des Sauerkrauts also nicht durch falsche Lagerung oder Zubereitung zu mindern, sollten Sie Folgendes beachten:

- Bewahren Sie angebrochene Sauerkrautpackungen immer kühl auf, und achten Sie darauf, dass das Kraut mit Gärflüssigkeit bedeckt ist.
- Auch wenn vielen mehrfach aufgewärmtes Sauerkraut besonders gut schmeckt, sollten Sie daran denken, dass Luft und Hitze den Vitamin-C-Gehalt drastisch sinken lassen.

Vitamine und Mineralstoffe unterstützen die Funktionen des Körpers in vielfältiger Weise. Sie stärken das Immunsystem, sorgen für die reibungslose Funktion von Enzymen und steuern die Stoffwechselfunktionen.

Weitere Vitamine im Sauerkraut

Außer Vitamin C sind im Sauerkraut noch eine Reihe anderer Vitamine enthalten. So decken 100 Gramm Sauerkraut ungefähr zehn Prozent des Tagesbedarfs an Vitamin B6. Dieses Vitamin ist relativ unempfindlich gegenüber Hitze und geht daher beim Kochen in nur unwesentlichen Mengen verloren. Auch die anderen Vitamine der B-Gruppe sind in Spuren im Sauerkraut enthalten. Weiterhin liefert Sauerkraut das für die Blutgerinnung wichtige Vitamin K (Phyllochinon). Dieses ist ein fettlösliches Vitamin, das vom Körper nur verwertet werden kann, wenn es ihm mit ein wenig Fett zugeführt wird. Daher sollte bei der Zubereitung von Sauerkraut immer etwas Fett benutzt werden, sei es ein Stückchen Butter beim Dünsten oder der berühmte Schuss Öl am Salat. Da Vitamin K hitzestabil ist, geht es beim Kochen nicht verloren.

Mineralstoffe im Sauerkraut

Neben den genannten Vitaminen enthält Sauerkraut Kalium, Kalzium und Eisen und trägt so auch zur Versorgung mit diesen lebenswichtigen Mineralstoffen bei. In Kombination mit Milchprodukten, Fleisch und Gemüse leistet Sauerkraut mit seinen Mineralstoffen einen wertvollen Beitrag in der Ernährung.

Ballaststoffe

Sauerkraut ist ein wirksames Mittel gegen Darmträgheit. Nicht umsonst wird es häufig der Schornsteinfeger des Körpers genannt. Sauerkraut enthält Ballaststoffe, die in der Ernährung unerlässlich sind und für eine gute Verdauung sorgen. Ballaststoffe sind unverdauliche Pflanzenfasern. Sie erhöhen das Stuhlgewicht, tragen zu einer guten Peristaltik (Darmbewegung) bei und werden in der Regel unverdaut wieder vom Körper ausgeschieden. Empfohlen wird die Aufnahme von mindestens 30 Gramm Ballaststoffen pro Tag. Ballaststoffe sind in Getreide, Gemüse, Obst, Hülsenfrüchten und Kartoffeln enthalten. Sauerkraut liefert ungefähr ein Gramm Ballaststoffe pro 100 Gramm. Zusammen mit der Milchsäure, die bei der Gärung entsteht, fördert es eine geregelte Verdauung und hilft dadurch, Krankheiten zu vermeiden.

Sauerkraut sei »ein Besen für den Darm«, sagte der berühmte Wasserpfarrer Sebastian Kneipp, der den gegorenen Kohl schon sehr früh in seine Kuren aufnahm.

Fünf Aufgaben von Ballaststoffen

1 Wegen ihrer groben Faserstruktur müssen ballaststoffreiche Lebensmittel besser gekaut werden. Dies fördert die Speichelbildung, die Zähne werden besser von Speichel umflossen und gereinigt. So tragen Ballaststoffe und gründliches Kauen wirkungsvoll dazu bei, Karies zu verhindern. Außerdem stärkt die intensive Kautätigkeit den Zahnhalteapparat.

2 Ballaststoffe besitzen eine hohe Quellfähigkeit. Sie nehmen viel Wasser auf und erhöhen somit das Volumen der Nahrung. Dadurch sorgen sie für eine schnelle und lang andauernde Sättigung.

3 Ballaststoffe bewirken, dass die Nahrung länger in Magen und Darm verweilt. Dadurch kann sie besser mit Verdauungssäften angereichert werden. Nährstoffe werden besser ausgenutzt, und ein schnell wiederkehrendes Hungergefühl wird verhindert.

4 Ballaststoffe regen die Darmtätigkeit an. Sie ermöglichen einen regelmäßigen Stuhlgang und verhindern somit die Verstopfungsgefahr.

5 Ballaststoffe binden Schadstoffe. Auf diese Weise können Krebs erregende Stoffe und auch Cholesterin ausgeschieden werden.

Zu den sekundären Pflanzenstoffen gehören auch viele Duftstoffe, die den Pflanzen ihren typischen Geruch verleihen. In Verbindung mit Farbstoffen sind Duftstoffe Signale, die z. B. bestäubende Insekten anlocken oder Pflanzenschädlinge abhalten.

Sekundäre Pflanzenstoffe

Bereits im Jahr 1500 v. Chr. experimentierte man in Ägypten mit den unterschiedlichsten Elixieren und ordnete bestimmten Lebensmitteln gesundheitsfördernde Wirkungen zu. Bei vielen Naturvölkern – und nicht nur dort – werden auch heute noch Pflanzen und Kräuter als Heilmittel eingesetzt. Volksmedizin und Naturheilkunde wissen aus Erfahrung um die Heilkraft vieler Pflanzen. Seit einigen Jahren versucht die Wissenschaft herauszufinden, welche Inhaltsstoffe im Speziellen für die verblüffenden Heilerfolge verantwortlich sind. Man stieß auf eine Stoffgruppe, die nur in sehr geringen Mengen in Pflanzen zu finden ist, aber gute pharmakologische Wirkungen zeigt. Diese Stoffe bezeichnet man als sekundäre Pflanzenstoffe.

Gesundheit durch Pflanzen

Inzwischen rechnet man mehr als 100 000 verschiedene Substanzen zu den sekundären Pflanzenstoffen. U. a. gehören Farbstoffe, schwefelhaltige Verbindungen sowie aroma- und geschmacksgebende Stoffe in diese Kategorie. Sekundäre Pflanzenstoffe kommen in allen Pflanzen vor und somit natürlich auch in pflanzlichen Nahrungsmitteln wie dem Sauerkraut. Die eigentlich dem Schutz der Pflanze dienenden Inhaltsstoffe helfen ihr, Krankheiten abzuwehren, oder geben ihr als Farbstoffe das typische Aussehen.

In besonders reichhaltigen Mengen sind Polyphenole in Grünkohl vertreten. Daher sollte dieses in Norddeutschland sehr beliebte, etwas derbe, aber nichtsdestoweniger schmackhafte Gemüse auch in anderen Gegenden häufiger auf dem Speiseplan stehen.

Dem Menschen nutzen sekundäre Pflanzenstoffe in anderer Hinsicht. Schwefelhaltige Verbindungen in Zwiebeln und Knoblauch wirken z. B. keimabtötend. Farbstoffe wie Karotin schützen vor Zellgiften, und die in den Kohlgemüsen vorkommenden Polyphenole stärken die Immunabwehr.

Schutzstoffe gegen Krebs

Weißkohl und auch Sauerkraut enthalten so genannte Glukosinolate. Diese geben dem Kohl, aber auch Knoblauch, Meerrettich und Senf ihren typischen Geschmack. Sie wirken Krebs hemmend und schützen vor Infektionen. Andere wirksame Bestandteile der Glukosinolate wie Indole beeinflussen den Östrogenstoffwechsel und schützen dadurch vor Krebsarten wie Brust- und Gebärmutterkrebs. Glukosinolate sind hitzeempfindlich: So sind in gekochtem Weißkohl nur noch etwa 50 Prozent an wirksamer Substanz enthalten. Zusammen mit den bereits genannten positiven Inhaltsstoffen ergänzen sekundäre Pflanzenstoffe den Gesundheitswert von Sauerkraut, weshalb ein regelmäßiger Verzehr empfehlenswert ist.

Biostoffe in 100 Gramm frischem Sauerkraut

Inhaltsstoff	Menge	Deckung des Tagesbedarfs	Wirkung/Aufgaben
Vitamin C	20 mg	27 %	Stärkung des Immunsystems; Aufbau von Schleimhäuten, Bindegewebe und Knochen; Entgiftung des Körpers; wichtig für den Eisenstoffwechsel; Schutz der Zellen vor zerstörerischen freien Radikalen (aus Umwelt und Genussmitteln)
Vitamin B6	0,20 mg	11 %	Beteiligung an mehr als 100 Enzymreaktionen des Stoffwechsels; trägt zum reibungslosen Ablauf bestimmter Funktionen des Körpers bei; wichtig für den Eiweißstoffwechsel, die Immunabwehr und die Blutbildung
Folsäure	31 mg	20 %	Blutbildung und Zellerneuerung
Vitamin K	1540 µg	19–25 %	Baustein der Blutgerinnung; Gerinnungsfaktoren, die mit Hilfe von Vitamin K gebildet werden, sorgen dafür, dass sich Wunden nach einer Verletzung wieder schließen; Beteiligung an der Knochenbildung
Kalium	288 mg	14 %	Regulation des Wasserhaushalts; wichtig für das Herz und die Muskeln
Kalzium	48 mg	5 %	Wichtigster Knochen- und Zahnbaustoff; Aufgaben im Stoffwechsel von Muskeln und Nerven; Abmilderung allergischer Reaktionen
Eisen	0,6 mg	6 %	Unterstützt die Immunabwehr; Transport von Sauerstoff im Blut; Übertragung des Sauerstoffs im Energiestoffwechsel

Milchsäure

Neben Vitaminen, Mineralstoffen, Ballaststoffen und sekundären Pflanzenstoffen sind es die Milchsäurebakterien, die das Sauerkraut zu einem besonders gesunden und haltbaren Lebensmittel machen. Milchsäurebakterien wurden im 18. Jahrhundert in saurer Milch entdeckt. Grundlegende Kenntnisse über den Gärungsvorgang durch Milchsäurebakterien sind jedoch schon seit der Antike bekannt und wurden u. a. bei der Herstellung von Käse genutzt.

Wissenschaftler fanden heraus, dass durch die Milchsäurebakterien im Sauerkraut große Mengen an Typhuskeimen in nur zehn Minuten abgetötet werden.

Vom Zucker zur Säure

Ausgangspunkt für die Entstehung von Milchsäure ist Zucker, der im Weißkohl in Form von Fruchtzucker in genügender Menge vorhanden ist. Bei der Milchsäuregärung bauen die Milchsäurebakterien, auch Laktobazillen genannt, den im Kohl vorhandenen Zucker ab. Als Stoffwechselprodukte entstehen dabei vorwiegend Milchsäure und Kohlensäure, aber auch verschiedene geschmacksgebende Aromastoffe sowie geringe Mengen von Alkohol.

Der Gärprozess dauert etwa vier bis sechs Wochen. Die konservierende Wirkung der Milchsäure beruht darauf, dass sie die Vermehrung von anderen schädlichen Bakterien verhindert. Sie entzieht den Fäulnisbakterien die Lebensgrundlage und macht dadurch Lebensmittel haltbar.

Eine gelungene Gärung

Abhängig von der Temperatur, dem Sauerstoffgehalt und dem Säurewert der Kohlmasse herrschen jeweils andere Mikroorganismenkonzentrationen vor. Für eine erfolgreiche Gärung ist wichtig, dass der Kohl gut gerei-

nigt und frisch geschnitten worden ist. Er muss vollständig mit einer Salzlake bedeckt sein, so dass ein luftdichter Abschluss entsteht, da ansonsten Fäulnisbakterien überhand nehmen und die Milchsäuregärung stören bzw. unmöglich machen.
Zunächst vermehren sich Hefen und Schimmelpilze, aber auch Essigsäurebakterien. Sie verbrauchen Sauerstoff und produzieren Kohlendioxid und Wärme. Nach ungefähr drei Tagen ist der Sauerstoff verbraucht. Aufgrund des hohen Kohlendioxidgehalts wird das Kraut sauer. In diesem Milieu fühlen sich säureunempfindliche Milchsäurebakterien äußerst wohl. Sie können sich nun besonders gut vermehren.
Unterstützt durch die Salzlake, die von anderen Bakterienkulturen nur sehr schlecht vertragen wird, setzen sich Milchsäurebakterien durch. Am Ende des Gärungsprozesses enthält das Sauerkraut bis zu zwei Prozent Milchsäure.

Damit Aroma und Nährstoffe nicht leiden, sollten Sie das Sauerkraut vor der Zubereitung nur abtropfen lassen und nicht waschen. Frisches Sauerkraut sollten Sie roh essen oder nur kurz dünsten. Sein Vitamingehalt ist besonders hoch im Vergleich zu pasteurisierter Dosenware.

Probiotische Lebensmittel

Als probiotisch bezeichnet man Lebensmittel, denen bestimmte lebende Bakterienstämme zugesetzt werden, die nach dem Verzehr eine positive Wirkung auf die Darmflora haben. Diesen Keimen ist gemeinsam, dass sie Milchsäure bilden.
Die meisten dienen traditionell seit langer Zeit zur Herstellung von Joghurt, Salami, Sauerkraut sowie von eingelegten Gurken oder Oliven. Im Gegensatz zu normalen Milchsäure bildenden Bakterienkulturen überleben Probiotics – wie die »lebensfreundlichen« Bakterien genannt werden – den schwierigen Weg durch Magen und Dünndarm und können somit im Dickdarm ihre Wirkung voll entfalten.

Rechts- und linksdrehende Milchsäure

Die rechtsdrehende L-Milchsäure (+) entsteht bei der Herstellung von Sauermilcherzeugnissen und ist außerdem ein natürliches Zwischenprodukt des menschlichen Stoffwechsels. Die linksdrehende D-Milchsäure (–) ist nur in bestimmten milchsauren Lebensmitteln enthalten, für den Menschen jedoch genauso nützlich. Sie wird allerdings langsamer verstoffwechselt als rechtsdrehende Milchsäure. Milchsäurebakterien mit den Namen »Lactobacillus acidophilus« und »Lactobacillus bifidus« bilden die rechtsdrehende Milchsäure und haben eine bessere Wirkung auf den Darm als Joghurt, der mit den Kulturen Lactobacillus bulgaricus bzw. Lactobacillus thermophilus hergestellt wurde.

Milchsaure Produkte empfehlen sich auch bei Leberschäden, Kreislaufstörungen und bei erhöhtem Harnsäurespiegel, einer Ursache für Gicht. Ihre Bekömmlichkeit macht sie auch zu einem idealen Produkt für Leistungssportler.

Wer Joghurt nicht nur als Genussmittel betrachtet, sondern auch als ein Lebensmittel ansieht, das der Krebsbildung vorbeugt, sollte vorwiegend Joghurt mit rechtsdrehender Milchsäure verzehren.

Gut für die Darmflora

Probiotische Lebensmittel und Milchprodukte mit rechtsdrehender Milchsäure dienen der Gesundheit in vielfacher Hinsicht. Insbesondere bringen sie den Darm in Schwung und sorgen für eine leistungsstarke Darmflora. In Verbindung mit einer ausreichenden Menge von Ballaststoffen tragen sie dazu bei, dass die Nahrung in einer optimalen Geschwindigkeit durch den Verdauungsapparat transportiert und dabei bestmöglich verwertet wird.

Denken Sie daran, dass Ballaststoffe quellen müssen, um ihre volle Wirkung zu entfalten. Das können sie jedoch nur, wenn Sie ausreichend trinken, damit genügend Quellflüssigkeit zur Verfügung steht.

Faktoren, die Verstopfung fördern

- Ungünstige Nahrungszusammensetzung, d. h., die Speisen enthalten zu wenig Ballaststoffe

Diese unverdaulichen Faserstoffe können vom Körper weder als Nährstoff noch als Energie genutzt werden. Dennoch gehören sie zu einer vernünftigen Ernährung, da sie für eine geregelte Verdauung sorgen. Ballaststoffe quellen in Verbindung mit Flüssigkeit im Darm stark auf. Dadurch vergrößert sich der Darminhalt, und der Darm wird zu mehr Bewegung angeregt. Zudem werden beim Abbau von Ballaststoffen Fettsäuren und Gase gebildet, durch Fettsäuren wird der Stuhl gleitfähiger und durch Gase aufgelockert.

- Ungünstige Essgewohnheiten, d. h., die Nahrung wird nicht gründlich genug gekaut

Kauen dient nicht nur der Zerkleinerung der Nahrung, sondern sorgt auch dafür, dass die Speisen gut mit Speichel durchfeuchtet werden. Das ist der erste Schritt zu einer optimalen und vollständigen Verdauung, denn die im Speichel enthaltenen Verdauungsenzyme beginnen die Speise schon im Mund zu zersetzen.

- Ungünstige Trinkgewohnheiten

Wer nicht genug trinkt, kann die ausgeprägte Quellfähigkeit der in der Nahrung enthaltenen Ballaststoffe nicht nutzen. Der Nahrungsbrei gewinnt dann nicht an Volumen und regt die Darmmuskulatur auch nicht zur Bewegung an.

- Ungünstige Bewegungsgewohnheiten

Wer das Sofa bevorzugt, anstatt einen Spaziergang zu machen, kann von seinem Darm keine optimale Arbeit erwarten. Körperliche Betätigung sorgt dafür, dass der Darm auch passiv ständig durchgeknetet wird. Das trägt zum Transport des Speisebreis bei.

Auch Stress beeinflusst die Darmtätigkeit und führt leicht zu Verstopfung, wenn man sich von der Hektik gefangen nehmen lässt und den Stuhldrang immer wieder unterdrückt.

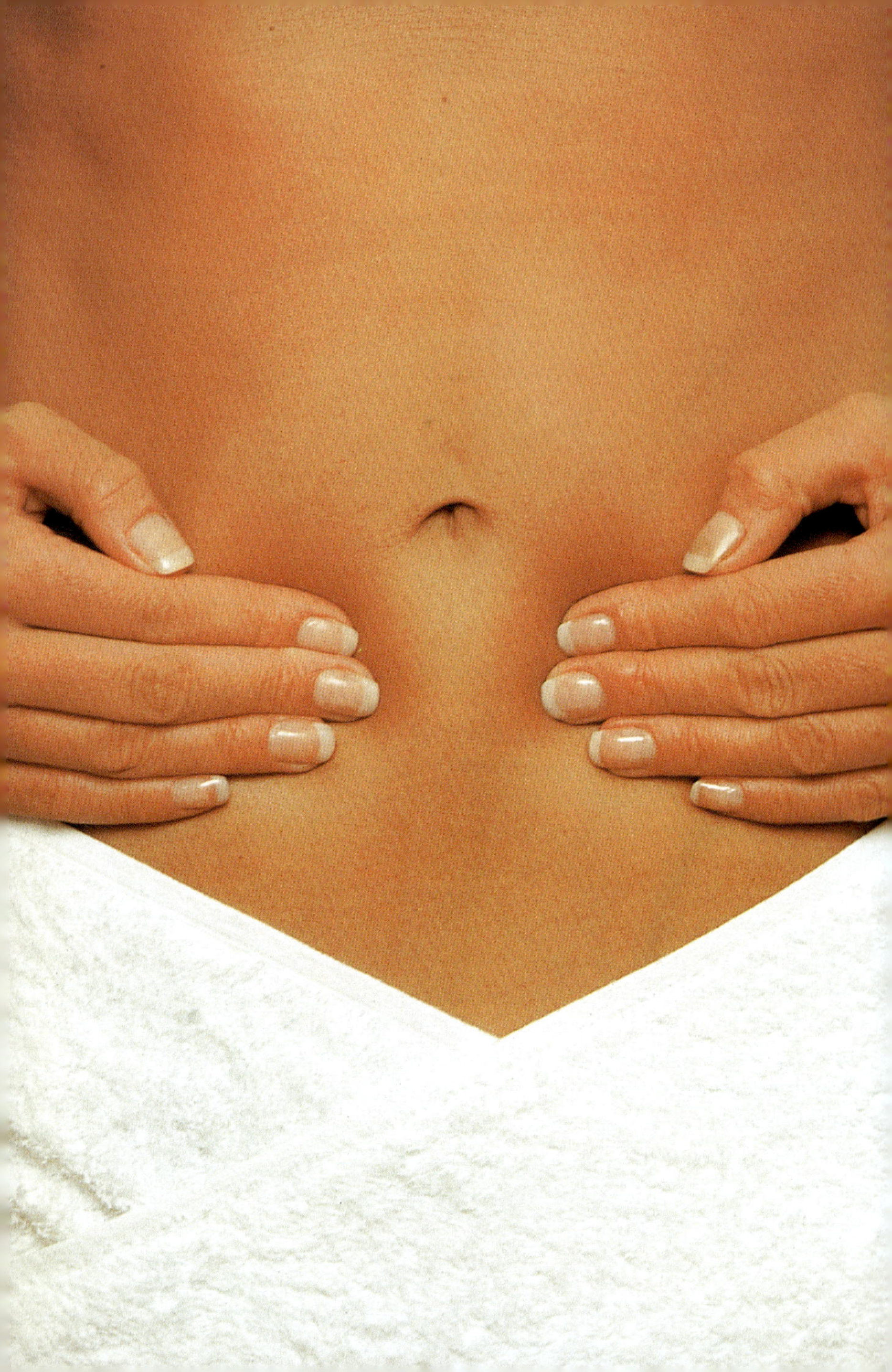

Gesund durch Sauerkraut

Sauerkraut galt lange Zeit als wichtigster Vitamin-C-Lieferant und wurde nicht nur von James Cook und anderen Seeleuten geschätzt. Es bewahrte sie vor Skorbut, einer Krankheit, die durch Vitamin-C-Mangel entsteht.
Heute haben sich die Ernährungsgewohnheiten verbessert, weshalb Sauerkraut hinsichtlich der Vitaminversorgung eine geringere Rolle spielt. Allerdings hat es auch andere Qualitäten, die es zu einem unentbehrlichen Lebensmittel machen.

Studien über fermentierte Lebensmittel wie Sauerkraut zeigen, dass sie die Aktivität bestimmter Enzyme im Darm hemmen und damit die Entstehung von Dickdarmkrebs verhindern können.

Die Lehre des Pfarrers Kneipp

Pfarrer Sebastian Kneipp empfahl Sauerkraut und Sauerkrautsaft gegen Darmträgheit und Verstopfung. Äußerlich angewendet pries er es als Heilmittel für frische Wunden sowie bei Augen- und Ohrenentzündungen. Auch bei Wurmbefall, Gicht oder Zuckerkrankheit riet er zu dem vergorenen Kraut, und mit ihm heilte er Hämorrhoidalbeschwerden sowie Magen- und Darmgeschwüre. Als ein leichtes, billiges und zuverlässiges Abführmittel bei hartnäckigen Verdauungsproblemen empfahl Pfarrer Kneipp eines Tasse rohen Sauerkrauts morgens auf nüchternen Magen. Auch gegen häufiges Sodbrennen riet er dazu, nach dem Essen zwei Esslöffel rohes, unausgedrücktes Sauerkraut zu sich zu nehmen.
Sebastian Kneipp schrieb dem Sauerkraut blutreinigende, entgiftende, lebensverlängernde, ja verjüngende Eigenschaften zu.

Verlassen Sie sich bei Magen- und Darmbeschwerden auf die reinigende Wirkung des Sauerkrauts.

Sauerkraut gegen Geschwüre

Die heilende Wirkung von Sauerkraut beschrieb neben Kneipp auch sein französischer Zeitgenosse Blanc. Äußerliche Geschwüre heilten mit Kohlblättern behandelt innerhalb weniger Tage. Der dafür verantwortliche Stoff, der in größeren Mengen in Kohl – vor allem in Weißkohl und Sauerkraut – vorkommt, ist der Eiweißbaustein Methyl-Methionin-Sulfoniumbromid. Da er auch Magen- und Darmgeschwüre verhindert oder heilt, wird er von Wissenschaftlern als Antiulkusfaktor (Ulkus = Geschwür) bezeichnet.

Allerdings ist dieser Stoff hitzeempfindlich und nur dann voll wirksam, wenn das Sauerkraut bzw. der Sauerkrautsaft nicht erhitzt wurde. Auch industrielle Erwärmungsverfahren (z. B. Pasteurisieren, Sterilisieren) zerstören seine Wirksamkeit. Ideal zur Vorbeugung und Linderung bei Geschwürleiden ist daher roher Krautsaft oder unerhitztes Sauerkraut, am besten frisch aus dem Fass.

Trinken Sie viel, damit die Ballaststoffe in der Nahrung optimal ausquellen können – eineinhalb bis zwei Liter pro Tag sind das Minimum. Genügend Flüssigkeit trägt auch dazu bei, dass Stoffwechselvorgänge schneller ablaufen.

Nützliche Milchsäurebakterien

Eine ebenfalls wichtige gesundheitliche Bedeutung kommt den in Sauerkraut enthaltenen Milchsäurebakterien zu. Bereits Anfang des 20. Jahrhunderts wurde diskutiert, ob lebende Milchsäurebakterien, wie sie in Sauerkraut und sauren Milchprodukten (Joghurt, Kefir, Sauermilch etc.) vorkommen, Krankheiten heilen oder gar verhindern können. Heute wird ihre Wirksamkeit nicht mehr angezweifelt. Untersuchungen in den letzten Jahren haben ergeben, dass der regelmäßige Verzehr von Joghurt beispielsweise das Risiko, an Magen- und Darmkrebs zu erkranken, deutlich senken kann.

Darminfektionen vorbeugen

Milchsäurebakterien sorgen für ein gesundes Darmklima. Sie wirken nicht nur gesundheitsfördernd, sondern verdrängen auch schädliche Keime wie etwa Salmonellen, die schwer wiegende Durchfallerkrankungen verursachen. Die lebenden Milchsäurebakterien entgiften auf schonende Art den Darm, indem sie Fäulnisbakterien abtöten.

Auch andere krank machende Keime vertragen das saure Milieu nicht, so dass ihre schädigende Wirkung verloren geht. Pilze, die sich im Darm sehr wohl fühlen und stark vermehren, werden in ihrem Wachstum behindert. So hat man z. B. festgestellt, dass Personen, die an dem Pilz Candida albicans erkrankt sind, beschwerdefrei werden, wenn sie Nahrungsmittel mit Milchsäurebakterien zu sich nehmen.

Sauerkraut und andere milchsaure Gemüse sind hervorragend für Diabetiker geeignet, da durch den Abbau von Zuckern der Kohlenhydratanteil im Lebensmittel sinkt.

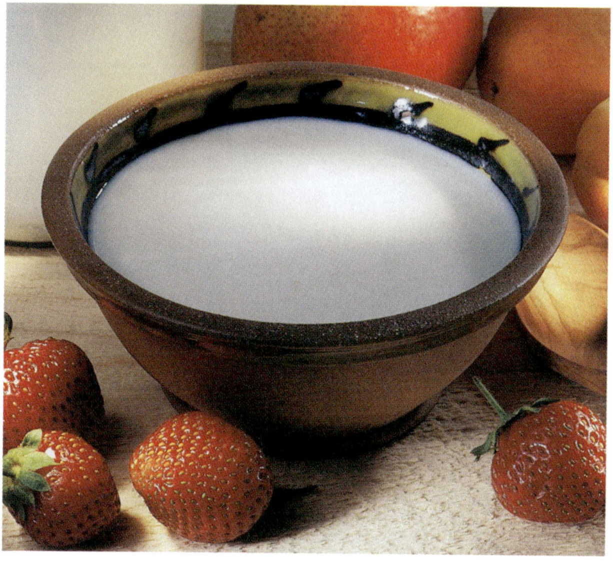

Milchsäurebakterien wie im Sauerkraut sind auch im Joghurt enthalten. Wer also seinem Darm auf die süße Art etwas Gute tun will, hat hier eine Gelegenheit.

Kampf dem Krebs

Milchsäurebakterien sind in der Lage, so genannte Krebsvorstufen zu neutralisieren. Beispielsweise binden sie Nitrit. Dieses gelangt durch verschiedene Lebensmittel in den Körper und kann zusammen mit den im Körper natürlicherweise vorkommenden Eiweißstoffen Nitrosamine bilden, die als Krebs erregend gelten.

Endgültige Beweise dafür, dass Milchsäurebakterien die Entstehung von Krebserkrankungen verhindern können, stehen allerdings noch aus. Dennoch besteht für Wissenschaftler und Forscher kein Zweifel, dass sie einen möglichen Schutzeffekt besitzen. Durch den regelmäßigen Verzehr von Sauerkraut, probiotischen Milchprodukten und vor allem durch eine ausreichende Ballaststoffzufuhr kann dem Darmkrebs wirkungsvoll vorgebeugt werden. Die Verdauung wird durch ballaststoffreiche Nahrung angeregt, und der Speisebrei verbleibt nur kurze Zeit im Darm. So haben Krebs erregende Schadstoffe keine Chance, die Darmflora zu beeinträchtigen.

Menschen, die regelmäßig milchsäurehaltige Produkte verzehren, haben einen größeren Anteil an Immunstoffen im Körper.

Steigerung der Immunabwehr

Milchsäurebakterien erhöhen die Widerstandskraft des Immunsystems. Beim Verzehr von Sauerkraut oder Joghurt produziert das Immunsystem Abwehrstoffe, wie Immunglobulin A (IgA), und hochwirksame Zellbotenstoffe, wie Interferon. Bei gestillten Säuglingen konnte man feststellen, dass sich über die Muttermilch Milchsäurebakterien im Darm ansiedeln und sie deshalb weniger Infekte erleiden als nichtgestillte Babys. Den selben Effekt konnte man auch bei Erwachsenen, die täglich milchsäurehaltige Lebensmittel verzehren, beobachten.

Harmlose Unannehmlichkeiten

Bei den meisten Kohlarten reagieren manche Menschen mit Störungen des Verdauungstrakts. Das kann auch nach dem Verzehr von Sauerkraut passieren. Blähungen, Sodbrennen und Magenbeschwerden werden besonders häufig genannt. Sauerkraut hat einen hohen Anteil an wasserlöslichen Ballaststoffen. Sie werden von der Darmflora mit Hilfe von Bakterien schnell und fast vollständig abgebaut. Wissenschaftlich nennt man diesen Vorgang bakterielle Fermentation. Dabei entstehen Gase wie Wasserstoff, Kohlendioxid und Methan sowie kurzkettige Fettsäuren. Sie führen zu den häufig beklagten Blähungen.
Jeder, der auf ballaststoffreiche Nahrung umsteigt, wird feststellen, dass es eine Zeit dauert, bis sich der Darm an das faserreiche Essen gewöhnt hat. Die Darmflora muss sich erst umstellen, doch nach kurzer Umgewöhnungsfrist verschwinden die Beschwerden. Der hohe Anteil an wertvoller Milchsäure im Sauerkraut beschleunigt diesen Prozess. Wenn Sie Ihr Kraut etwas bekömmlicher zubereiten möchten, finden Sie auf den folgenden Seiten nützliche Tipps.

Wer unter Laktoseunverträglichkeit leidet, d. h. Milchprodukte nicht verträgt, hat mit milchsauren Produkten eine gute Alternative. Da sie viel Kalzium enthalten, sind sie zudem gut im Kampf gegen Osteoporose geeignet.

Unverträglichkeit von Milchzucker

Milch wird nicht von jedem gut vertragen. Viele klagen nach ihrem Verzehr über Blähungen oder sogar Durchfall. Die Ursache liegt in der Unverträglichkeit von Milchzucker, der im Darm nicht aufgespalten werden kann, weil das dafür notwendige Enzym, die Laktase, nicht ausreichend vorhanden ist.
Milchsäurebakterien verbessern generell die Verträglichkeit von Milchzucker, da sie selbst Laktase enthalten, also das fehlende Enzym ersetzen.

Die Bekömmlichkeit steigern

Wer unter einem empfindlichen Magen leidet, muss nicht auf Sauerkraut verzichten. Die folgenden Küchentipps machen Sauerkraut zu einem gesunden und bekömmlichen Genuss.

- Sodbrennen verhindern Sie, indem Sie reichlich Kartoffeln zu Sauerkraut essen. Sie binden überschüssige Säure im Magen.
- Würzen Sie Sauerkraut mit Fenchel, Kümmel, Wacholderbeeren oder Honig, und kochen Sie es zunächst ohne Zugabe von Fett oder Fleisch. Garen Sie die übrigen Zutaten wie Fleisch, Speck oder Würstchen mit ein wenig Sauerkraut in einem zweiten Topf, und mischen Sie alles erst in der Servierschüssel.

Ist das Sauerkraut sehr sauer geraten, kann es in Apfelsaft gegart werden. Das mildert die Säure und verleiht dem Kraut ein sehr fruchtiges Aroma.

Sauerkraut köstlich kombiniert

Gewürze und Kräuter

Bohnenkraut, Currypulver, Dillsamen, Estragon, Ingwer, Koriander, Kümmel, Lorbeer, Majoran, Minze, Muskat, Nelken, Oregano, Paprikapulver, Petersilie, Pfeffer, Piment, Salz, Schnittlauch, Wacholderbeeren, Zucker

Obst und Gemüse

Ananas, Apfel, Birne, Knoblauch, Tomaten, Karotten, Lauch, Rosinen, Zwiebel

Öle und Fette

Butter, Gänseschmalz, Keimöl, Kernöl, Olivenöl, Schweineschmalz, Butterschmalz

Sonstiges

Apfelessig, Champagner, Honig, Kümmelschnaps, Sekt, Sherry, Sojasauce, Sonnenblumenkerne, Walnüsse, Wein, Weinbrand, Weinessig, Zitronensaft

- Blähungen »verfliegen«, wenn Sie dem Sauerkraut vor dem Kochen getrocknetes Bohnenkraut (etwa einen halben Teelöffel), Dillsamen oder einige Apfelscheiben zufügen.
- Wer einen empfindlichen Magen hat, aber auf den Geschmack von Zwiebeln im Kraut nicht verzichten will, kann beim Garen eine dicke Zwiebel mit einigen Nelken gespickt dazugeben. Die Zwiebel vor dem Servieren herausnehmen.
- Nach jedem Essen empfiehlt sich ein flotter Spaziergang – das bringt die Lebensgeister zurück und hilft dem Darm auf die Sprünge.

Manche Menschen mit zu hohem Blutdruck reagieren empfindlich auf Salz. Im Reformhaus gibt es speziell für sie ein Diätsauerkraut.

Für jeden Geschmack

Sauerkraut ist nicht zuletzt deswegen so vielseitig einsetzbar, weil es mit vielerlei Zutaten geschmacklich immer wieder neu kombiniert werden kann. Durch eine geschickte Auswahl der zugesetzten Stoffe können erwünschte Wirkungen des Sauerkrauts verstärkt und unerwünschte Nebenwirkungen gemildert oder verhindert werden.

So kann man beispielsweise durch die Zugabe von Kümmel oder Wacholder Blähungen verhindern, Obst und Obstsäfte dagegen mildern die Säure und geben dem Sauerkraut eine fruchtige Note. Fette unterstützen den Geschmack des Krauts, und Wein, Sekt oder Obstessig betont den frischen Geschmack. Der Experimentierfreude sind nahezu keine Grenzen gesetzt, und in seiner Vielfältigkeit eignet sich Sauerkraut sowohl als Eintopf wie als Salat. Servieren Sie Sauerkraut als leichte Vorspeise, sättigende Hüttenmahlzeit oder elegantes Hauptgericht, und profitieren auch Sie von einem gesunden Nahrungsmittel, das seit mehreren Jahrtausenden die Küchen vieler Kulturen bereichert hat.

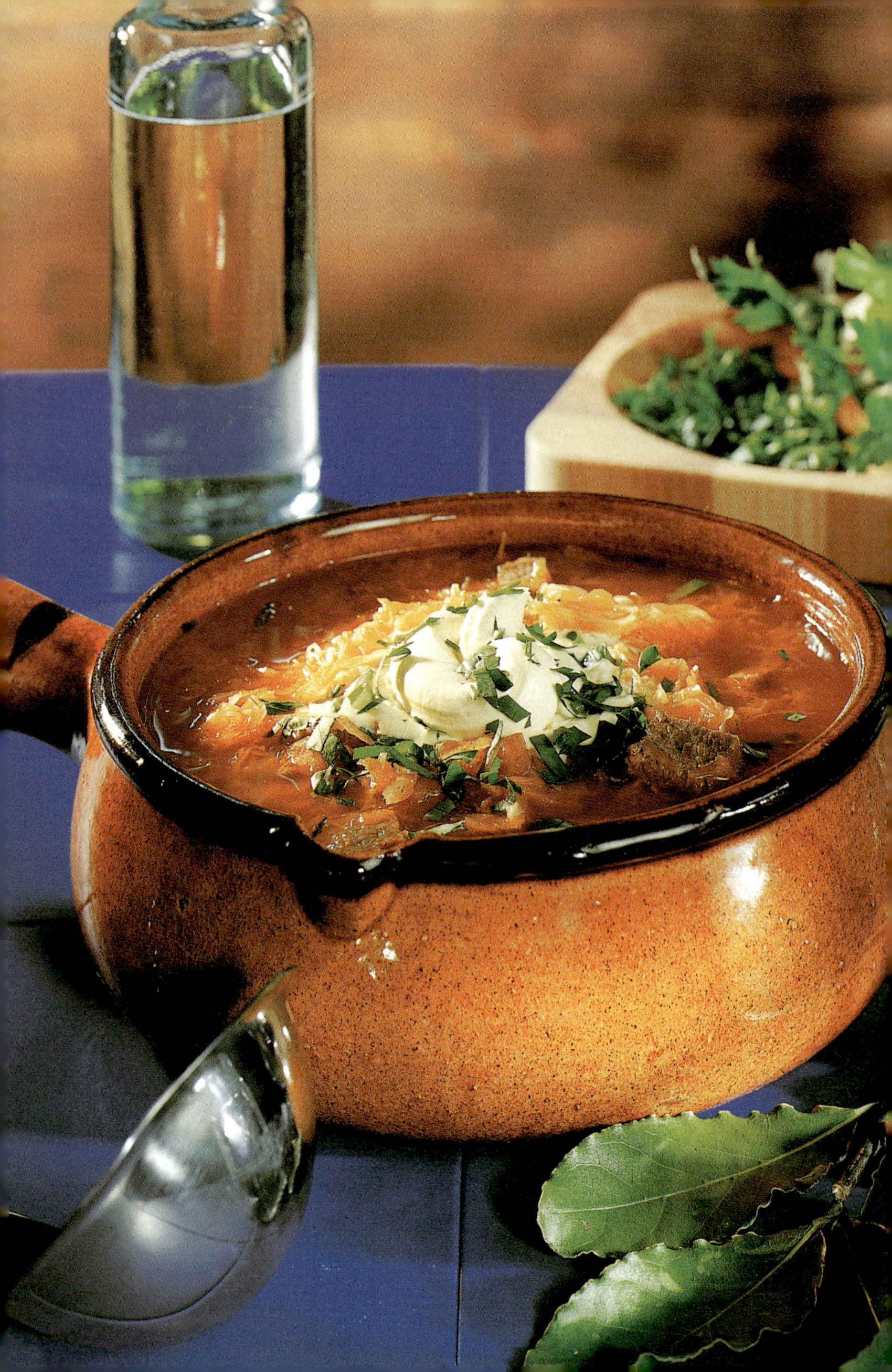

Pikante Suppen

Sauerkraut und Suppe? Eine zwar ungewöhnliche, dafür umso schmackhaftere Kombination. Gerade für die kalte Jahreszeit empfehlen sich die folgenden Rezepte. Da Sauerkraut lange die Kochhitze hält, ist ein warmes Süppchen garantiert.

Ungarische Sauerkrautsuppe

Für 2 Personen

1 kleine Zwiebel • 1 EL Butterschmalz • 2 EL Mehl • 1/2 TL Paprikapulver edelsüß • 1/2 l Sauerkrautsaft • 250 g Sauerkraut • 200 g Knackwurst • Jodsalz, Pfeffer aus der Mühle 100 g Crème fraîche

Pro Portion
2498/594 kJ/kcal
20 g Eiweiß
48 g Fett
27 g Kohlenhydrate
7 g Ballaststoffe
174 mg Cholesterin

1 Die Zwiebel abziehen und in feine Würfel schneiden. Aus Butterschmalz und dem Mehl eine hellbraune Einbrenne bereiten. Das Paprikapulver dazugeben und unterrühren. Zum Schluss die Zwiebelwürfel dazugeben, kurz mitdünsten, aber nicht bräunen lassen. Mit dem Sauerkrautsaft auffüllen und kurz aufkochen lassen.

2 Das Sauerkraut zerkleinern und in die Suppe geben, umrühren und wieder zum Kochen bringen, dann die Hitze reduzieren. Inzwischen die Wurst in Scheiben schneiden, in den Topf geben und das Ganze etwa 10 Minuten bei geringer Hitze kochen lassen.

3 Mit Salz und schwarzem Pfeffer aus der Mühle abschmecken. Den Topf vom Herd nehmen und kurz vor dem Servieren die Crème fraîche hineinrühren.

Lassen Sie sich von der Vielfalt der Rezepte mit Sauerkraut überraschen.

Kräftige Sauerkrautsuppe

Pro Portion
1328/317 kJ/kcal
22 g Eiweiß
15 g Fett
10 g Kohlenhydrate
6 g Ballaststoffe
85 mg Cholesterin

Zutaten für 2 Personen

*200 g Rindfleisch • 1 Bund Suppengrün • 1 Zwiebel
1 Fleischtomate • Jodsalz • 250 g Sauerkraut • 1 EL Butter
2 Wacholderbeeren • 1 Lorbeerblatt • 1/8 l trockener Weißwein • Pfeffer aus der Mühle • 1 EL Paprikapulver edelsüß
Petersilie zum Garnieren • 60 g saure Sahne*

1 Das Rindfleisch kalt abbrausen und in einen großen Topf legen. Das Suppengrün putzen, waschen und grob zerkleinern. Die Zwiebel abziehen und grob würfeln. Tomate kurz brühen, enthäuten, vierteln, die Kerne entfernen und das Fruchtfleisch in Stücke schneiden.

2 Das Suppengrün, die Zwiebelwürfel und die Tomatenstücke zu dem Fleisch in den Topf geben. 1/2 Liter Wasser dazugießen, salzen und das Ganze zum Kochen bringen. Etwa 60 Minuten bei mittlerer Hitze kochen lassen. Ab und zu abschäumen.

3 Inzwischen das Sauerkraut auseinander zupfen, klein hacken und in einen Topf geben. Wacholderbeeren, Lorbeerblatt und den Wein dazugeben. Etwas Pfeffer darüber mahlen und das Paprikapulver unterrühren. Den Topf zudecken und das Ganze bei geringer Hitze etwa 30 Minuten dünsten lassen.

4 Lorbeerblatt und Wacholderbeeren herausnehmen. Das gar gekochte Rindfleisch aus der Brühe heben und in kleine Würfel schneiden. Die Fleischbrühe durch ein Sieb zum Sauerkraut gießen. Die Suppe noch einmal aufkochen lassen, die Fleischwürfel dazugeben und mit Jodsalz und Pfeffer aus der Mühle abschmecken.

5 Die Petersilie waschen, trockenschleudern und fein hacken. Die Suppe verteilen und mit saurer Sahne und gehackter Petersilie garnieren.

Tipp Die Suppe schmeckt noch kräftiger, wenn Sie 1 kleine Knoblauchwurst miterhitzen. 1 rote Paprikaschote, klein geschnitten und mit dem Sauerkraut zusammen gedünstet, ergibt eine weitere reizvolle Variante dieser Suppe.

Herzhafte Sauerkrautsuppe

Zutaten für 2 Personen

200 g Kasseler Rippchen ohne Knochen • 1 Zwiebel • 1 EL Sonnenblumenöl • 2 EL Mehl • 1/2 l Gemüsebrühe • 125 g Sahne 1 EL Tomatenmark • 1 Knoblauchzehe • Paprika edelsüß Jodsalz, Pfeffer aus der Mühle • 250 g Sauerkraut • 1 TL Lindenhonig • Cayennepfeffer • frischer Kerbel zum Garnieren

Pro Portion
3453/822 kJ/kcal
30 g Eiweiß
60 g Fett
39 g Kohlenhydrate
1 g Ballaststoffe
138 mg Cholesterin

1 Kasseler Rippchen unter kaltem Wasser gründlich abbrausen, trockentupfen und in Würfel schneiden. Zwiebel abziehen und ebenfalls in feine Würfel schneiden.

2 Sonnenblumenöl erhitzen und die Zwiebelwürfel darin andünsten lassen. Mit Mehl bestäuben und die kalte Gemüsebrühe und Sahne aufgießen.

3 Tomatenmark und die zerdrückte Knoblauchzehe dazugeben. Mit Paprikapulver, Jodsalz und Pfeffer würzen und die Suppe etwa 10 Minuten kochen lassen.

4 In der Zwischenzeit das Sauerkraut klein schneiden und in die Suppe geben. Mit Lindenhonig und Cayennepfeffer süßscharf abschmecken. Mit Kerbel garnieren.

Sauerkrautsuppe mit Garnelen

Pro Portion
1517/365 kJ/kcal
13 g Eiweiß
20 g Fett
20 g Kohlenhydrate
7 g Ballaststoffe
140 mg Cholesterin

Zutaten für 2 Personen

1 Zwiebel • 150 g mehlige Kartoffeln • 1 TL Butterschmalz Kümmel • 200 g Sauerkraut • 0,1 l trockener Weißwein 1/2 l Gemüsebrühe • 100 g Weißkohl • 1/8 l Gemüsebrühe 100 g Garnelen • 1 TL Butterschmalz • Jodsalz, Pfeffer aus der Mühle • 100 g Sahne

1 Die Zwiebel abziehen und in feine Würfel schneiden. Die Kartoffeln schälen und klein würfeln. Butterschmalz erhitzen und die Zwiebelwürfel und die Kartoffeln darin andünsten lassen. Den Kümmel dazugeben und mit anschwitzen.

2 Das Sauerkraut dazugeben, mit dem Weißwein ablöschen und mit der Gemüsebrühe auffüllen, aufkochen und etwa 30 Minuten bei mittlerer Hitze kochen lassen. Die Suppe mit dem Mixer pürieren.

3 Den Weißkohl in feine Streifen schneiden und in wenig Gemüsebrühe weich dünsten. Mit Kümmel, Jodsalz und wenig Pfeffer würzen. Die Garnelen waschen, trockentupfen, salzen und pfeffern. In Butterschmalz von allen Seiten knusprig braten.

4 Die Sahne in die Suppe geben, aufkochen lassen und mit etwas Jodsalz und Pfeffer aus der Mühle abschmecken. Anrichten und mit den Weißkohlstreifen und den Garnelen garnieren.

TIPP Bitte verwenden Sie bei diesem Rezept mehlig kochende Kartoffeln, denn sie enthalten genügend Stärke, damit diese Suppe die richtige Bindung erhält. Einige Vorschläge für besonders geeignete Kartoffelsorten finden Sie auf Seite 121.

Pikante Sauerkrautsuppe

Zutaten für 2 Personen

1 Zwiebel • 1 TL Butter • 1/2 l Fleischbrühe • 250 g Sauerkraut 100 g Mandarinenfilets (Dose) • Jodsalz, Pfeffer aus der Mühle • 1 Prise Ingwerpulver • 1 TL Bienenhonig 150 g Sauerrahm • 1 kleines Bund Dill

Pro Portion
1197/285 kJ/kcal
5 g Eiweiß
22 g Fett
16 g Kohlenhydrate
4,5 g Ballaststoffe
27 mg Cholesterin

1 Die Zwiebel abziehen und in Würfel schneiden. Butter in einem Topf schmelzen und die Zwiebelwürfel darin glasig dünsten. Mit der Fleischbrühe aufgießen und aufkochen lassen.

2 Das Sauerkraut klein hacken und mit den Mandarinenfilets in die Suppe geben. Mit Jodsalz, Pfeffer aus der Mühle, Ingwerpulver und Honig würzen. Die Suppe etwa 25 Minuten bei mittlerer Hitze kochen lassen.

3 Zum Schluss den Sauerrahm unterrühren und die Suppe im Mixer pürieren. Den Dill waschen, trockenschleudern und klein schneiden. Die Suppe mit Jodsalz und Pfeffer abschmecken, gehackten Dill darunter rühren.

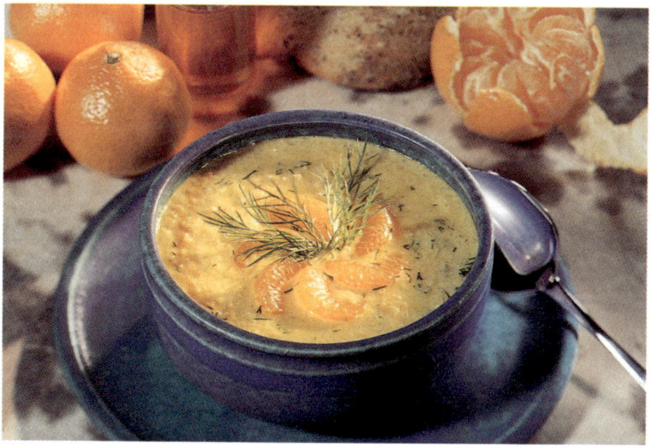

Verfeinern Sie die pikante Sauerkrautsuppe mit Gewürzen Ihrer Wahl. Hier sind Ihrer Phantasie keine Grenzen gesetzt.

Hessische Sauerkrautsuppe

Pro Portion
2412/577 kJ/kcal
17 g Eiweiß
37 g Fett
35 g Kohlenhydrate
10 g Ballaststoffe
241 mg Cholesterin

Zutaten für 2 Personen
1/2 Zwiebel • 1 TL Butterschmalz • 1/2 l Fleischbrühe
50 g durchwachsener Speck • 50 g Frühlingslauch
50 g Karotten • 200 g Sauerkraut • 2 Scheiben Bauernbrot
1 TL Butter • 50 g Schinken • 1 Eigelb • 2 EL Sahne • Petersilie
1 EL Schmand • Jodsalz, Pfeffer aus der Mühle

1 Zwiebel abziehen, würfeln und in Butterschmalz leicht glasig dünsten. Mit etwas Fleischbrühe aufgießen und den in ebenfalls feine Würfel geschnittenen Speck dazugeben.

2 Frühlingslauch und Karotten in Würfel schneiden, Sauerkraut abtropfen lassen, grob hacken und dann dazugeben. Mit etwas Fleischbrühe aufgießen und die Zutaten gut durchkochen lassen.

3 Für die Croûtons das Bauernbrot in Würfel schneiden und in einer Pfanne mit heißer Butter von allen Seiten rösten. Schinkenstreifen in wenig Brühe erhitzen.

4 Für die Legierung das Eigelb mit der Sahne verquirlen und mit einem Schneebesen in die nicht mehr kochende Suppe einrühren. Petersilie waschen, fein hacken und die Suppe mit etwas Schmand verfeinern. Mit Jodsalz und Pfeffer aus der Mühle pikant abschmecken.

5 Suppe in Tellern anrichten und mit den erwärmten Schinkenstreifen sowie den Brotcroûtons bestreut servieren.

TIPP Zu diesem Rezept passt – ganz in hessischer Tradition – ein herber Apfelwein oder ein kühles Bier. Mischen Sie den Apfelwein mit Mineralwasser, insbesondere wenn Sie einen empfindlichen Magen haben.

Hüttensuppe mit Käse

Zutaten für 2 Personen
1 EL Butter • 2 EL Mehl • 1/4 l kalte Milch • 1/4 l Gemüsebrühe 1/2 Zwiebel • 100 g Sauerkraut • 1 TL Butterschmalz Jodsalz, Pfeffer aus der Mühle • 1 Eigelb • 2 EL Weißwein 1 EL Crème fraîche • 2 Scheiben Toastbrot • 1 TL Rapsöl 1 TL Zitronensaft • 50 g Allgäuer Emmentaler

Pro Portion
2467/590 kJ/kcal
21 g Eiweiß
38 g Fett
32 g Kohlenhydrate
6 g Ballaststoffe
446 mg Cholesterin

1 Butter schmelzen und mit Mehl eine helle Schwitze anrühren. Mit kalter Milch und der Gemüsebrühe aufgießen und aufkochen lassen.

2 Zwiebel abziehen und in feine Würfel schneiden. Das Sauerkraut zerzupfen, klein schneiden, mit den Zwiebelwürfeln in zerlassenem Butterschmalz leicht anschwitzen und zur Suppe geben.

3 Die Suppe mit Jodsalz und Pfeffer aus der Mühle würzen und etwa 10 Minuten kochen lassen. Inzwischen das Eigelb mit Weißwein und Crème fraîche verrühren. Das Toastbrot in Würfel schneiden und in wenig heißem Rapsöl von allen Seiten anrösten.

4 Die Suppe vom Herd nehmen, mit der Eigelbmasse legieren und nicht mehr kochen lassen. Mit Jodsalz, etwas Zitronensaft und Pfeffer aus der Mühle abschmecken. Die Suppe in Teller verteilen, Toastbrotwürfel dazugeben und mit geriebenem Emmentaler bestreuen.

INFO Auf der Alm gehörten haltbar gemachte Gemüse früher zum Alltag. Zwar mangelte es nicht an Milch, Butter oder Käse, aber Gemüse und Obst mussten mühsam aus dem Dorf heraufgetragen werden. So eigneten sich für die tägliche Versorgung haltbare Gemüse wie Kartoffeln und Eingemachtes wie etwa Sauerkraut.

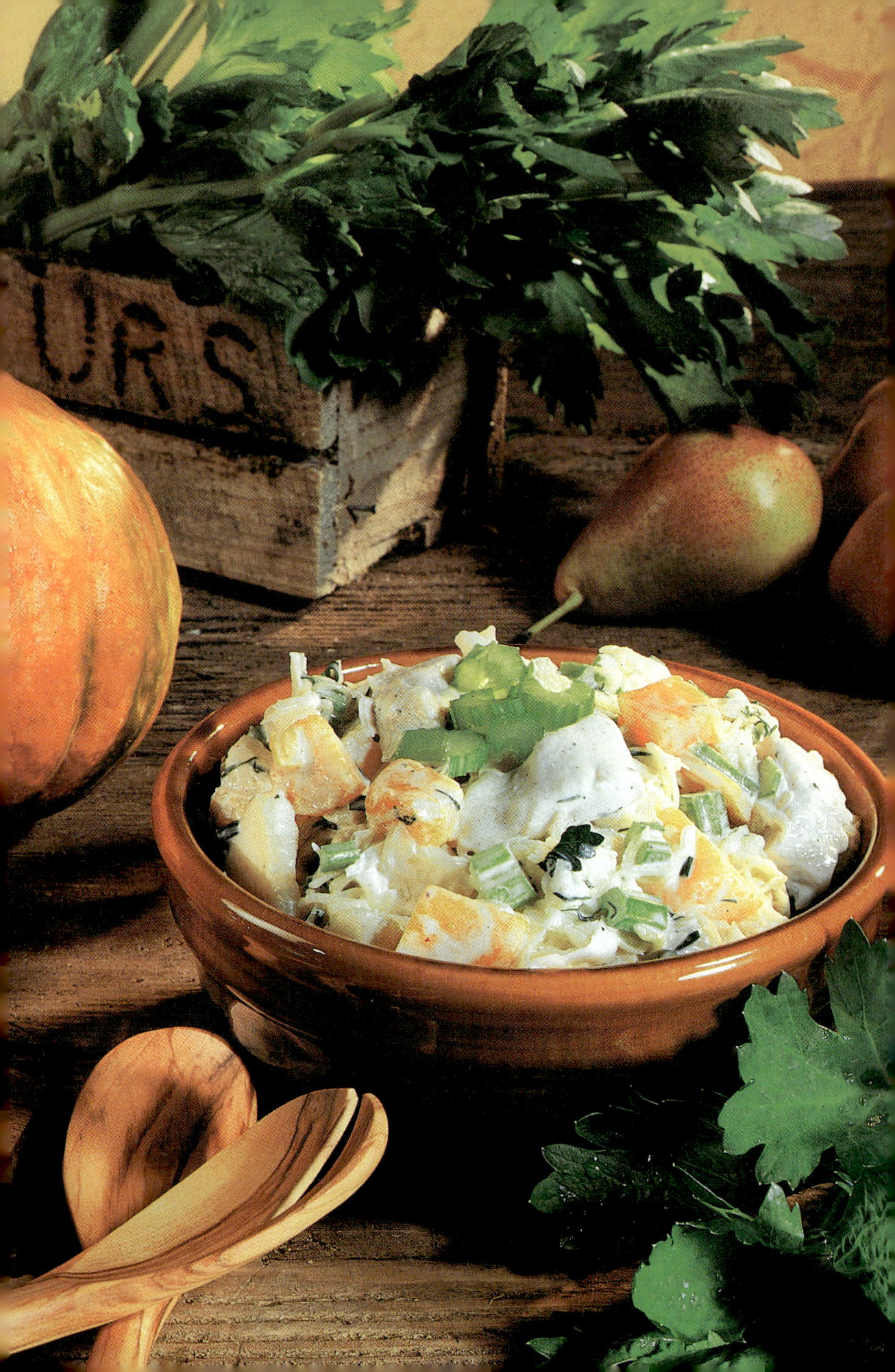
URS

Vorspeisen, Salate und Snacks

Sauerkrautgerichte eignen sich besonders gut als Vorspeisen, denn sie sind kalorienarm, belasten den Magen nicht und regen durch ihre leichte Säure den Appetit an. Als Getränk passt zur Sauerkrautvorspeise ein kühles Bier ebenso gut wie ein fruchtiger Weißwein oder ein trockener Sekt oder Champagner. An heißen Sommertagen können die Vorspeisen auch als leichte Mittags- oder Abendmahlzeit serviert werden.

Sauerkraut-Wurst-Salat

Zutaten für 2 Personen

200 g Sauerkraut • 2 Essiggurken • 300 g Fleischwurst
Marinade: 1 kleine Zwiebel • 1 TL scharfer Senf • 2 EL Weinessig • 4 EL Rapsöl • 1 Prise Zucker • Jodsalz, Pfeffer aus der Mühle

1 Das Sauerkraut mundgerecht zerkleinern. Die Essiggurken und die Fleischwurst fein würfeln und mit dem Sauerkraut vermengen.

2 Für die Marinade die Zwiebel abziehen und in feine Würfel schneiden. Senf, Essig, Öl und Zucker verrühren. Die Zwiebelwürfel untermischen und mit Jodsalz und Pfeffer würzen.

3 Die Marinade unter die Salatzutaten heben und den Salat 1 bis 2 Stunden kühl stellen. Den Salat nochmals abschmecken und anrichten. Dazu passen kräftiges Landbrot oder auch Laugenbrezeln.

Pro Portion

2790/664 kJ/kcal
20 g Eiweiß
63 g Fett
5 g Kohlenhydrate
3 g Ballaststoffe
125 mg Cholesterin

Frische Kräuter schmecken wesentlich intensiver als getrocknete. Viele Kräuter lassen sich sehr gut auf der Fensterbank ziehen.

Deftige Sauerkrautkroketten

Pro Portion
825/198 kJ/kcal
5 g Eiweiß
13 g Fett
13 g Kohlenhydrate
3 g Ballaststoffe
90 mg Cholesterin

Zutaten für 4 Personen
250 g Sauerkraut • Pfeffer aus der Mühle • Zucker
15 g Butter • 20 g Mehl • 1/4 l Fleischbrühe • Jodsalz • Muskat
Panade: 2 EL Mehl • 1 Ei • Semmelbrösel • Butterschmalz

1 Das Sauerkraut ausdrücken, fein hacken und mit Pfeffer und Zucker abschmecken.

2 Butter schmelzen, Mehl einstäuben und eine helle Schwitze herstellen. Mit der Brühe auffüllen und zu einer dicken Sauce einkochen. Das vorbereitete Sauerkraut dazugeben und die Masse mit Jodsalz, Pfeffer und Muskat abschmecken.

3 Ein Backblech mit Alufolie auslegen und die Masse darauf etwa 1 Zentimeter dick ausstreichen und erkalten lassen. Dann in Kroketten von 2 mal 8 Zentimeter schneiden und panieren.

4 In heißem Butterschmalz von beiden Seiten 4 bis 5 Minuten ausbacken. Dazu passen eine Knoblauchsauce und Blattsalate.

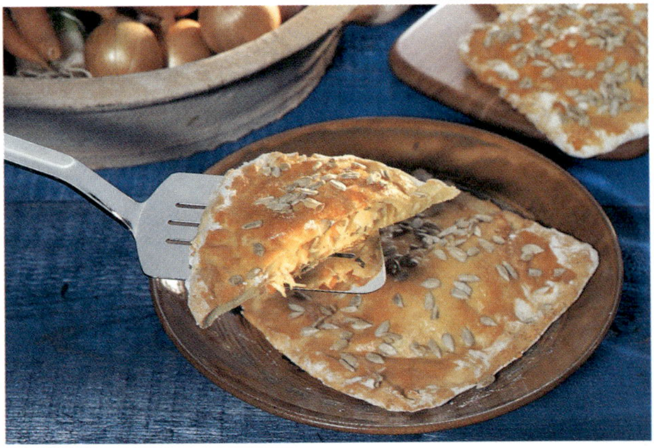

Die Kartoffeltaschen können mit den verschiedensten Gemüsesorten gefüllt werden. Die knackigen Sonnenblumenkerne geben ihnen einen nussigen Geschmack.

Kartoffeltaschen

Zutaten für 4 Personen

400 g Kartoffeln • Jodsalz • 40 g Kartoffelmehl • 1 Ei 1 Eiweiß • Pfeffer aus der Mühle • Muskat • 200 g Gemüse (Karotten, Lauch, Sellerie, Zwiebeln) • 200 g Sauerkraut 1 TL Butter • 2 EL Crème fraîche • 1 EL gehackte Petersilie 1 Knoblauchzehe • 1 EL Sahne • 1 Eigelb • 2 EL geschälte Sonnenblumenkerne

Pro Portion
1210/290 kJ/kcal
10 g Eiweiß
10 g Fett
34 g Kohlenhydrate
9 g Ballaststoffe
149 mg Cholesterin

1 Kartoffeln waschen und ungeschält in Salzwasser garen. Pellen und durch die Kartoffelpresse drücken. Mit Kartoffelmehl, Ei und Eiweiß einen Kartoffelteig herstellen und mit Salz, Pfeffer und Muskat würzen.

2 Das Gemüse je nach Art waschen, putzen, schälen und in feine Streifen schneiden. Sauerkraut ausdrücken und auflockern. Butter in einer Pfanne schmelzen und das Gemüse mit dem Sauerkraut darin dünsten. Crème fraîche und gehackte Petersilie dazugeben und mit Jodsalz, Pfeffer und zerdrücktem Knoblauch würzen und auskühlen lassen.

3 Den Kartoffelteig ausrollen und Quadrate von etwa 10 Zentimeter Seitenlänge ausschneiden. Sahne und Eigelb verquirlen und die Quadrate damit bestreichen. Die Sauerkrautfüllung darauf setzen und zusammenklappen. Die Taschen auf ein mit Backpapier belegtes Backblech legen, mit Eigelb bestreichen und mit den Sonnenblumenkernen bestreuen.

4 Das Backblech in den kalten Backofen schieben (mittlere Schiene) und die Kartoffeltaschen bei 200 °C (Gas Stufe 3) etwa 40 Minuten backen. Dazu passen frische Blattsalate, angemacht mit Walnussöldressing.

Windbeutel mit Sauerkrautnocken

Pro Portion
1505/360 kJ/kcal
13 g Eiweiß
21 g Fett
18 g Kohlenhydrate
2 g Ballaststoffe
172 mg Cholesterin

Zutaten für 6 Personen
Brandteig: 60 g Butter • Jodsalz • Muskat • 100 g Weizenmehl • 3 Eier
Sauerkrautnocken: 200 g Dorsch- oder Seelachsfilet 200 g Sauerkraut • 50 g Sahne • 1–2 Eiweiß • Jodsalz, weißer Pfeffer • Muskat
Sud: 1 Zwiebel • 1/4 l Weißwein • Lorbeerblatt • Wacholderbeeren • Pfefferkörner • Jodsalz
Sauce: 1 kleines Bund Dill • 100 g Crème fraîche Jodsalz, Pfeffer aus der Mühle

1 1/8 Liter Wasser, Butter, Jodsalz und Muskat aufkochen, das Mehl hineinschütten, aufkochen und ständig rühren, bis sich die Masse vom Topfboden löst. Die Masse in eine Schüssel geben und nach und nach die Eier unterrühren.

2 Den Backofen auf 220 °C (Gas Stufe 4) vorheizen. Den Brandteig in eine Spritztüte mit großer Sterntülle füllen und auf ein mit Backpapier ausgelegtes Backblech spritzen. Das Blech in den Backofen schieben (mittlere Schiene) und die Windbeutel etwa 25 Minuten backen. Die Windbeutel vom Blech nehmen, auskühlen lassen und anschließend in der Mitte aufschneiden.

3 Für die Nocken das Fischfilet im Mixer pürieren. Sauerkraut ausdrücken und fein hacken. Das Sauerkraut mit der Sahne und dem Eiweiß verrühren und den pürierten Fisch darunter mengen. Die Masse mit Jodsalz, weißem Pfeffer und Muskat würzen.

4 Die Zwiebel abziehen und würfeln. Mit Weißwein, 3/4 Liter Wasser und den Gewürzen aufkochen lassen. Die Hitze reduzieren. Aus der Fischmasse Nocken formen und im Sud etwa 10 bis 15 Minuten pochieren.

5 Für die Sauce den Dill waschen, trockenschwenken, hacken und mit der Crème fraîche, Jodsalz und Pfeffer verrühren.

6 Die Sauce auf Teller verteilen, Windbeutel mit den Fischnocken füllen und darauf setzen. Mit Dillzweigen garnieren.

Sauerkrautsalat mit Eiern

Zutaten für 2 Personen

300 g Sauerkraut • 100 g Salatgurke • 2 Tomaten • 1 Zwiebel • 2 EL Weinessig • 4 EL Rapsöl • Jodsalz, Pfeffer aus der Mühle • Zucker • 3 hart gekochte Eier • frische Petersilie • frischer Dill

Pro Portion
731/174 kJ/kcal
13 g Eiweiß
10 g Fett
9 g Kohlenhydrate
6 g Ballaststoffe
474 mg Cholesterin

1 Das Sauerkraut auseinander zupfen und klein schneiden. Die Gurke schälen und in kleine Würfel schneiden. Die Tomaten kurz mit heißem Wasser überbrühen, Haut abziehen und Fruchtfleisch achteln. Die Zwiebel abziehen und in feine Ringe schneiden.

2 Aus dem Weinessig und dem Rapsöl eine Marinade rühren. Mit Jodsalz, Pfeffer aus der Mühle und Zucker kräftig abschmecken. Das Kraut, die Gurken und die Tomaten in einer Salatschüssel vermengen und die Marinade unterheben.

3 Die Eier pellen und grob würfeln. Die Kräuter waschen, trockenschleudern und fein hacken und mit den Eiwürfeln vermengen.

4 Den bunten Sauerkrautsalat anrichten und das Kräuter-Ei-Gemisch darauf streuen. Dazu passt Bauernbrot mit frischer Butter und pikanten Käsesorten.

Fruchtig-pikanter Sauerkrautsalat

Pro Portion
1307/311 kJ/kcal
4 g Eiweiß
25 g Fett
17 g Kohlenhydrate
7,5 g Ballaststoffe
40 mg Cholesterin

Zutaten für 2 Personen
300 g Sauerkraut • 2 Äpfel • 2 Karotten • Saft von 1/2 Zitrone • 1 kleine rote Zwiebel • 4 EL Sahne • 2 EL Sonnenblumenöl • Jodsalz, weißer Pfeffer • Zucker

1 Das Sauerkraut auseinander zupfen und etwas zerkleinern. Äpfel schälen und entkernen. Karotten schälen und mit den Äpfeln klein raspeln. Das Geraspelte mit dem Sauerkraut vermengen. Sofort mit Zitronensaft beträufeln, damit sich die Äpfel nicht verfärben.

2 Die rote Zwiebel abziehen, in feine Streifen schneiden und zum Salat geben. Die Salatzutaten mit der Sahne und dem Sonnenblumenöl anmachen und mit Jodsalz, weißem Pfeffer und etwas Zucker pikant abschmecken. Den Salat auf zwei Tellern anrichten.

Sauerkrautsalat mit Äpfeln

Pro Portion
2020/480 kJ/kcal
45 g Eiweiß
9 g Fett
11 g Kohlenhydrate
30 g Ballaststoffe
60 mg Cholesterin

Zutaten für 2 Personen
300 g Sauerkraut • 2 kleine rote Äpfel • 2 EL Nussöl
2 EL Olivenöl • 4 EL Apfelessig • Jodsalz, Pfeffer aus der Mühle
1 Prise Zucker • 60 g Frühstücksspeck • 2 EL Gemüsebrühe
1 kleines Bund Schnittlauch • 8 Walnusshälften

1 Das Sauerkraut klein schneiden und leicht erwärmen. Die Äpfel waschen, entkernen und in Streifen schneiden. Aus Nussöl, Olivenöl, Apfelessig, Jodsalz, Pfeffer aus der Mühle und Zucker eine Marinade rühren.

2 Die Apfelstreifen unter das Sauerkraut mengen, mit der Marinade übergießen, gut durchmischen und 1/2 Stunde ziehen lassen. Inzwischen den Frühstücksspeck würfeln und in etwas Gemüsebrühe andünsten. Den Schnittlauch waschen, trockenschleudern und in Röllchen schneiden.

3 Frühstücksspeck und die Schnittlauchröllchen unter den Sauerkrautsalat heben, nochmals abschmecken und anrichten. Den Salat mit je 4 Walnusshälften garnieren. Dazu passt helles Landbrot.

Feuriger Sauerkrautsalat

Zutaten für 2 Personen

200 g Sauerkraut • 1 weiße Zwiebel • 1 TL Butterschmalz 1/8 l Tomatensaft • Jodsalz, Pfeffer aus der Mühle • Paprikapulver • Tabasco • 100 g rote Bohnen (Dose) • 100 g Gemüsemais (Dose) • 200 g gebratenes Roastbeef in Scheiben 4 Scheiben Roggentoast • frische Kresse

Pro Portion
2689/640 kJ/kcal
50 g Eiweiß
8 g Fett
79 g Kohlenhydrate
7 g Ballaststoffe
137 mg Cholesterin

1 Sauerkraut zerzupfen und klein schneiden. Die Zwiebel abziehen und in feine Streifen schneiden. Butterschmalz erhitzen und die Zwiebelstreifen darin andünsten. Mit Tomatensaft ablöschen und weich dünsten.

2 Mit Jodsalz, Pfeffer aus der Mühle, Paprikapulver und etwas Tabasco kräftig würzen. Rote Bohnen, Gemüsemais und das Sauerkraut darunter mischen und einige Minuten weiterdünsten.

3 In der Zwischenzeit die Roastbeefscheiben auf Tellern anrichten. Die Sauerkrautmischung nochmals pikant abschmecken und dazu anrichten. Den Roggentoast rösten. Den Salat mit Kresse bestreuen und den Roggentoast dazu reichen.

Tropischer Sauerkrautsalat

Pro Portion
760/180 kJ/kcal
3 g Eiweiß
0 g Fett
43 g Kohlenhydrate
8 g Ballaststoffe
0 mg Cholesterin

Zutaten für 2 Personen

300 g Sauerkraut • 1 kleine Zwiebel • 1 Karotte • 2 kleine rote Äpfel • 1 große Orange • 2 Scheiben Ananas (Dose) 2 EL Sultaninen • 4 EL Ananassaft • Saft von 1 Zitrone 1 EL Zucker • 1 EL gehackte Petersilie

1 Sauerkraut zerkleinern. Zwiebel abziehen und hacken. Karotte schälen und fein raspeln. Äpfel entkernen und in feine Streifen schneiden. Orangen filetieren, Ananas würfeln.

2 Alles vermengen. Die Sultaninen dazugeben und mit Ananassaft, Zitronensaft und etwas Zucker würzen. Den Salat etwa 30 Minuten kalt stellen und mit gehackter Petersilie bestreuen.

Sauerkrautsalat mit Heringen

Pro Portion
2246/535 kJ/kcal
22 g Eiweiß
43 g Fett
13 g Kohlenhydrate
7 g Ballaststoffe
118 mg Cholesterin

Zutaten für 2 Personen

300 g Sauerkraut • 2 süße Birnen • 100 g Stangensellerie 100 g eingelegter Kürbis (Glas) • 50 g Mayonnaise 100 g Naturjoghurt • 2 EL Sahne • 1 EL gehackte Kräuter (Petersilie, Dill, Schnittlauch) • Jodsalz, Pfeffer aus der Mühle • Zucker • 200 g Bismarckheringe

1 Das Sauerkraut klein schneiden. Birnen schälen, entkernen und würfeln. Stangensellerie putzen, waschen und in Scheiben schneiden. Kürbis in kleine Würfel schneiden.

2 Birnen, Stangensellerie und Kürbis mit dem Sauerkraut vermengen. Aus Mayonnaise, Joghurt, Sahne, den gehackten Kräutern, Jodsalz, Pfeffer aus der Mühle und wenig

Zucker eine kräftige Sauce herstellen.

3 Die Bismarckheringe häuten, in ca. 1 Zentimeter dicke Streifen schneiden und zu den übrigen Salatzutaten geben. Alles mit der Sauce anmachen und nochmals abschmecken.

TIPP Wenn Sie es weniger pikant, aber dafür etwas edler wollen, verwenden Sie statt der Bismarck- echte Matjesheringe. Der Unterschied im Preis ist allerdings ähnlich groß wie der im Geschmack.

Krauttoast mit Kirschtomaten

Zutaten für 2 Personen

200 g Sauerkraut • 4 Scheiben Toastbrot • Butter
200 g Kirschtomaten • 1 Zwiebel • Pfeffer aus der Mühle
4 Scheiben Edamer • Paprikapulver • Petersilie

Pro Portion
1434/341 kJ/kcal
22 g Eiweiß
11 g Fett
35 g Kohlenhydrate
5 g Ballaststoffe
48 mg Cholesterin

1 Sauerkraut zerkleinern. Toastbrote rösten und mit Butter bestreichen. Tomaten in Scheiben schneiden und auf den Toasts verteilen.

2 Sauerkraut auf den Tomaten verteilen. Zwiebel abziehen, hacken und darauf geben. Mit Pfeffer aus der Mühle würzen.

3 Mit den Käsescheiben belegen und etwa 5 Minuten im Backofen bei 200 °C (Gas Stufe 3) überbacken. Mit Paprikapulver und gehackter Petersilie garnieren.

TIPP Es lohnt sich wirklich, für dieses Gericht Kirschtomaten zu kaufen. Ihr leicht süßlicher Geschmack harmoniert hervorragend mit Sauerkraut und Käse; außerdem geben die kleinen, roten Scheibchen eine ganz spezielle optische Note.

Sauerkrautsalat mit Mandarinen

Pro Portion
1787/425 kJ/kcal
12 g Eiweiß
40 g Fett
15 g Kohlenhydrate
6 g Ballaststoffe
54 mg Cholesterin

Zutaten für 2 Personen
300 g Sauerkraut • 1 Apfel • 150 g Mandarinenfilets (Dose) 2 EL gehackte Walnüsse • 100 g Sahne • gemahlener Kümmel • Jodsalz, Pfeffer aus der Mühle • frische Kresse

1 Das Sauerkraut auseinander zupfen und klein schneiden. Den Apfel schälen, entkernen und das Fruchtfleisch würfeln. Apfelwürfel, Mandarinenfilets und die gehackten Walnüsse unter das Sauerkraut mengen.

2 Aus Sahne, gemahlenem Kümmel, Jodsalz und Pfeffer aus der Mühle eine Marinade herstellen und unter das Sauerkraut heben und abschmecken. Anrichten und mit frischer Kresse bestreut servieren.

Matjes Garibaldi mit Sauerkraut

Pro Portion
3350/784 kJ/kcal
24 g Eiweiß
55 g Fett
55 g Kohlenhydrate
4 g Ballaststoffe
153 mg Cholesterin

Zutaten für 2 Personen
200 g Sauerkraut • 4 Scheiben Ananas (Dose) • 1/4 l Ananassaft • 1/2 TL Kümmel • 50 g Frühstücksspeck • 120 g Crème fraîche • Jodsalz, weißer Pfeffer • frischer Dill • Pfeffer aus der Mühle • 2 Matjesfilets

1 Das Sauerkraut zerzupfen und klein schneiden. 2 Scheiben Ananas in kleine Würfel schneiden. Beides mit etwas Ananassaft und dem Kümmel in einem Topf zugedeckt bei mittlerer Hitze etwa 20 Minuten dünsten und dann erkalten lassen.

2 Frühstücksspeck fein würfeln, in einer Pfanne mit Ananassaft dünsten und erkalten lassen. In der Zwischenzeit aus Crème fraîche, Jodsalz, weißem Pfeffer ein Dressing rühren und pikant abschmecken.

3 Dill waschen, trockenschleudern und 8 Zweige für die Garnitur beiseite legen. Den restlichen Dill fein hacken und unter den Sauerkrautsalat mischen. Dann den Sauerkrautsalat mit der Hälfte des Dressings anmachen.

4 Je 1 Ananasscheibe auf einen Teller geben, Matjesfilets zu einem Ring drehen und auf die Ananasscheibe setzen. Den Sauerkrautsalat einfüllen, 1 Teelöffel Dressing darauf geben, mit Pfeffer aus der Mühle und mit den Speckwürfeln bestreuen. Mit je 4 Dillzweigen garnieren.

Deftiger Partysnack mit Lachs

Zutaten für 2 Personen

200 g Sauerkraut • 1 Zwiebel • Pfeffer aus der Mühle
2 EL Keimöl • 4 kleine frische Roggenbrötchen • Butter zum Bestreichen • 8 Scheiben geräucherter Lachs • 1 hart gekochtes Ei • Kaviar zum Garnieren • 8 Zweige frischer Kerbel

1 Das abgetropfte Sauerkraut auflockern und klein schneiden. Die Zwiebel abziehen, in kleine Würfel schneiden und mit dem Sauerkraut vermischen. Mit Pfeffer und dem Keimöl mischen und etwa 1 Stunde durchziehen lassen.

2 In der Zwischenzeit die Roggenbrötchen halbieren und beide Seiten mit Butter bestreichen. Die vorbereitete Sauerkrautmasse gleichmäßig darauf verteilen. Darauf je 1 Scheibe geräucherten Lachs geben.

3 Die Brötchen mit jeweils 1 Scheibe des gekochten Eis, etwas Kaviar und den frischen Kerbelzweigen dekorieren.

Pro Portion
2193/522 kJ/kcal
23 g Eiweiß
25 g Fett
54 g Kohlenhydrate
8 g Ballaststoffe
188 mg Cholesterin

Sauerkraut-Kartoffel-Salat

Pro Portion
2580/612 kJ/kcal
28 g Eiweiß
46 g Fett
24 g Kohlenhydrate
5 g Ballaststoffe
118 mg Cholesterin

Zutaten für 2 Personen

200 g Sauerkraut • 100 g gekochte Kartoffeln • 100 g eingelegter Kürbis (Glas) • 200 g Hähnchenbrustfilets • Jodsalz, Pfeffer aus der Mühle • 1 TL Butterschmalz • 100 g Naturjoghurt • 50 g Mayonnaise • gemahlener Kümmel
2 kleine rote Äpfel

1 Das Sauerkraut zerzupfen und klein schneiden. Kartoffeln pellen und in Würfel schneiden. Den eingelegten Kürbis abtropfen lassen und in kleine Würfel schneiden. Kartoffeln und Kürbis mit dem Sauerkraut vermischen.

2 Die Hähnchenbrust waschen, trockentupfen und in Streifen schneiden. Mit Jodsalz und Pfeffer aus der Mühle würzen. Butterschmalz erhitzen und die Hähnchenbruststreifen darin ringsum braten.

3 In der Zwischenzeit aus Naturjoghurt, Mayonnaise, Jodsalz, Pfeffer aus der Mühle und gemahlenem Kümmel eine Sauce bereiten und über den Salat geben. Gut miteinander vermischen und etwa 1 Stunde ziehen lassen.

4 Äpfel waschen, entkernen, in dünne Spalten schneiden und die beiden Teller damit dekorieren. Den Sauerkrautsalat nochmals abschmecken und auf den Apfelspalten verteilen. Die gebratenen Hähnchenbruststreifen darüber anrichten.

INFO Bei diesem Rezept rundet das fruchtige Aroma von Kürbis und Äpfeln den Geschmack des Kartoffelsalats ab. In unseren Breiten hat es eine lange Tradition, Sauerkraut mit Äpfeln, Birnen oder auch Trauben und getrockneten Früchten zu kombinieren.

Forellenfilet mit Sauerkrautnocken

Zutaten für 4 Personen
1 kleine Zwiebel • 1 Apfel • 1 TL Schweineschmalz 200 g Sauerkraut • 1/4 l Weißwein • Zucker • 4 Wacholderbeeren • 1 Lorbeerblatt • Pfeffer aus der Mühle • 1/8 l Milch 50 g Grünkernschrot • 20 g Grieß • Honig • Jodsalz • Apfelessig • 1 Ei • 2 geräucherte Forellenfilets à 80 g

1 Zwiebel abziehen und in feine Würfel schneiden. Den Apfel schälen, entkernen und fein würfeln. Das Schweineschmalz in einem Topf schmelzen und die Zwiebel- und Apfelwürfel darin andünsten lassen. Das Sauerkraut dazugeben, mit dem Weißwein aufgießen und mit Zucker, Wacholderbeeren, Lorbeerblatt und Pfeffer aus der Mühle würzen.

2 Die Zutaten etwa 20 Minuten kochen lassen. Das Lorbeerblatt und die Wacholderbeeren entfernen, das Sauerkraut auskühlen lassen und anschließend durch den Fleischwolf drehen.

3 Den Backofen auf 200 °C (Gas Stufe 3) vorheizen. Die Milch aufkochen lassen, Grünkernschrot und Grieß einstreuen, etwa 15 Minuten quellen lassen und das Sauerkraut unter die Masse geben. Mit Honig, Jodsalz und Apfelessig süßsauer abschmecken und das Ei unterrühren.

4 Von dieser Masse mit zwei Esslöffeln Nocken herausstechen und auf ein mit Backpapier ausgelegtes Blech legen. Das Blech in den Backofen schieben und die Nocken ungefähr 10 Minuten backen.

5 Die Forellenfilets häuten und zusammen mit den Sauerkraut-Grünkern-Nocken auf Tellern anrichten. Dazu passt Sahnemeerrettich.

Pro Portion
1217/291 kJ/kcal
13 g Eiweiß
8 g Fett
23 g Kohlenhydrate
4 g Ballaststoffe
106 mg Cholesterin

Birnen-Sauerkraut-Toast

Pro Portion
1075/257 kJ/kcal
11 g Eiweiß
14 g Fett
19 g Kohlenhydrate
4 g Ballaststoffe
48 mg Cholesterin

Zutaten für 2 Personen

80 g gekochtes Sauerkraut • 2 Toastbrotscheiben
1 TL Butter • 2 Scheiben gekochter Schinken • 1 kleine Birne
Pfeffer aus der Mühle • 40 g Blauschimmelkäse

1 Das gekochte Sauerkraut gut ausdrücken und klein hacken. Toastbrote toasten, mit Butter bestreichen und mit dem Schinken belegen.

2 Die Birne schälen, Kernhaus entfernen, vierteln und in dünne Scheiben schneiden. Die Birnenscheiben auf den Schinken legen und das vorbereitete Sauerkraut darüber verteilen.

3 Mit Pfeffer aus der Mühle würzen. Den Käse in kleine Würfel schneiden und darüber verteilen. Die Toasts auf ein Backblech setzen und im vorgeheizten Backofen bei 180 °C (Gas Stufe 2) etwa 6 Minuten überbacken.

Sauerkrautsalat mit Krabben

Pro Portion
1949/464 kJ/kcal
28 g Eiweiß
32 g Fett
15 g Kohlenhydrate
6 g Ballaststoffe
125 mg Cholesterin

Zutaten für 2 Personen

250 g Sauerkraut • 250 g Krabben (Glas) • 100 g Sojabohnensprossen (Glas) • 1 Apfel • 3 Scheiben Ananas (Dose)
1 rote Paprikaschote • 2 Karotten • 2 EL Weißweinessig
4 EL Keimöl • Jodsalz, Pfeffer • 4 Radieschen in Scheiben

1 Sauerkraut zerzupfen und klein schneiden. Die Krabben abtropfen lassen. Sojasprossen mit Sauerkraut vermengen. Apfel schälen, entkernen und wie die Ananasscheiben fein würfeln.

2 Paprikaschote waschen, entkernen, die

weißen Trennwände entfernen und das Fruchtfleisch würfeln. Karotten schälen und ebenfalls würfeln. Alles unter das Sauerkraut mengen.

3 Aus Essig, Keimöl, Jodsalz und Pfeffer eine Marinade bereiten und unter das Sauerkraut mischen. Etwa 1 Stunde im Kühlschrank ziehen lassen und vor dem Servieren nochmals abschmecken. Mit Radieschenscheiben garnieren.

Gefüllte Gurkenschiffchen

Zutaten für 2 Personen

200 g Sauerkraut • 1 Zwiebel • 1 Karotte • 1 grüne Paprikaschote • 2 kleine Tomaten • 1/8 l Buttermilch • 2 EL Tomatenketchup • 2 EL frische Kräuter (Schnittlauch, Kerbel) Jodsalz, Pfeffer aus der Mühle • 2 kleine Freilandgurken einige Salatblätter

Pro Portion
519/124 kJ/kcal
7 g Eiweiß
2 g Fett
21 g Kohlenhydrate
5 g Ballaststoffe
2 mg Cholesterin

1 Das Sauerkraut zerzupfen und klein schneiden. Zwiebel abziehen und in kleine Würfel schneiden. Karotte schälen, Paprikaschote entkernen und mit der Karotte in kleine Würfel schneiden. Tomaten überbrühen, abziehen, entkernen und das Fruchtfleisch in kleine Würfel schneiden.

2 Das vorbereitete Gemüse unter das Sauerkraut mischen. Aus Buttermilch, Tomatenketchup und frischen gehackten Kräutern eine Marinade bereiten und unter den Salat heben. Mit Jodsalz und Pfeffer abschmecken.

3 Die Gurken schälen und halbieren, die Kerne mit einem Löffel herausschaben, die Gurkenschiffchen auf Salatblätter setzen und den Sauerkrautsalat in die Schiffchen füllen.

Warmer Sauerkrautsalat

Pro Portion
2195/522 kJ/kcal
9 g Eiweiß
50 g Fett
4 g Kohlenhydrate
7 g Ballaststoffe
50 mg Cholesterin

Zutaten für 2 Personen

120 g frische Pfifferlinge oder Austernpilze • 1 TL Butter Jodsalz • 300 g Sauerkraut • 3 EL Walnussöl • 2 EL Olivenöl 4 EL Obstessig • weißer Pfeffer • 80 g durchwachsener Räucherspeck • 2 EL Gemüsebrühe • 50 g Feldsalat

1 Pfifferlinge putzen. Butter schmelzen und die Pfifferlinge darin glasig dünsten. Leicht salzen. Sauerkraut in einem Sieb über Dampf erwärmen.

2 Die beiden Öle miteinander verrühren, Obstessig, Salz und Pfeffer hinzufügen. Den Räucherspeck sehr fein würfeln und in einer Pfanne mit wenig Brühe erhitzen.

3 Den Feldsalat waschen und trockenschleudern. Die Blättchen in die Marinade tauchen und auf den Rändern der flachen Teller verteilen. Die restliche Marinade mit dem warmen Kraut mischen.

4 Das Kraut auf den Tellern anrichten. Die Pfifferlinge auf den Salat geben. Die Speckwürfel darauf verteilen.

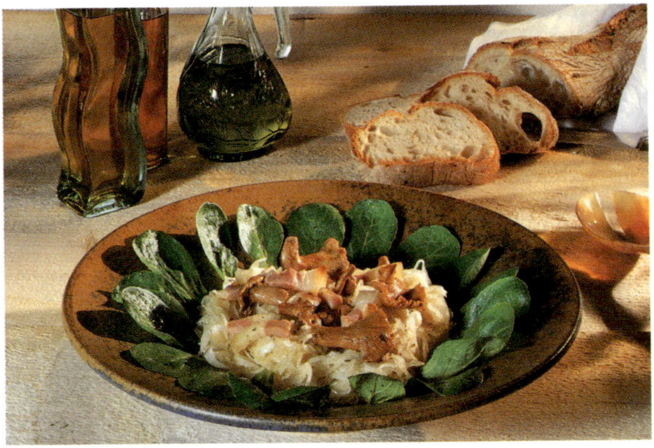

Das Walnussöl verleiht dem Salat einen edel-nussigen Geschmack.

Gebackene Austernpilze auf Sauerkrautbeet

Zutaten für 4 Personen

1/2 Zwiebel • 1 TL Butterschmalz • 1 TL Zucker • 200 g Sauerkraut • 1/4 l Gemüsebrühe • 1/2 TL Kümmel • 1 Lorbeerblatt 3 Wacholderbeeren • 2 Nelken • 400 g Austernpilze • 1 Ei 1 EL gehackte Petersilie • 80 g Semmelbrösel • Jodsalz, Pfeffer aus der Mühle • 2 EL Mehl • 1 EL Rapsöl • 2 EL Sahne

1 Die Zwiebel abziehen und in feine Würfel schneiden. Butterschmalz in einem Topf erhitzen, den Zucker einrühren, schmelzen lassen, Zwiebelwürfel hinzufügen und kurz andünsten.

2 Das Sauerkraut auflockern, klein hacken und mit Brühe, Kümmel, Lorbeerblatt, Wacholderbeeren und Nelken in den Topf geben. Zugedeckt bei geringer Hitze 30 Minuten kochen lassen. Ab und zu umrühren und bei Bedarf etwas Brühe nachgießen.

3 In der Zwischenzeit die Pilze gut putzen und mit einem Küchentuch abreiben. Das Ei mit der Petersilie in einem Teller verquirlen. Die Semmelbrösel auf einem zweiten Teller mit Jodsalz und Pfeffer aus der Mühle vermengen.

4 Die Austernpilze mit Mehl bestäuben, gründlich durch die Eimasse ziehen und zum Schluss in den Semmelbröseln panieren. Rapsöl erhitzen und die Pilze darin von beiden Seiten goldbraun braten.

5 Die Sahne unter das Sauerkraut rühren, mit Jodsalz und Pfeffer aus der Mühle nach Bedarf abschmecken und auf Tellern verteilen. Die Austernpilze auf Küchenpapier legen, abtropfen lassen und auf das Sauerkraut setzen.

Pro Portion

2011/481 kJ/kcal
19 g Eiweiß
19 g Fett
51 g Kohlenhydrate
12 g Ballaststoffe
146 mg Cholesterin

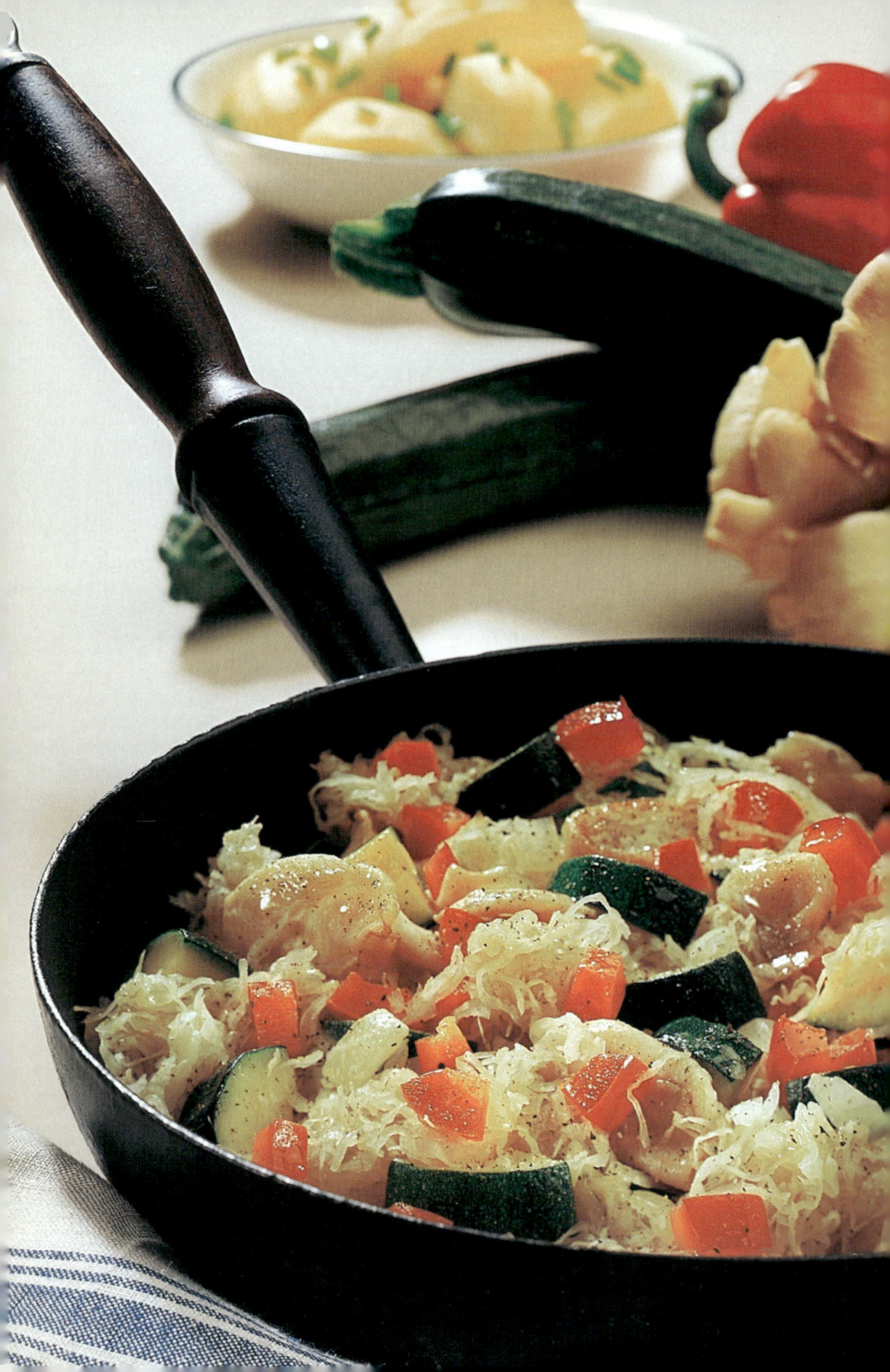

Vegetarisches mit Sauerkraut

Für Vegetarier gibt es ebenfalls eine Anzahl köstlicher Rezepte, bei denen das milchsauer vergorene Weißkraut bestens mit unterschiedlichen Gemüsesorten und delikaten Saucen kombiniert wird. Sauerkraut liefert wichtige Vitamine und Enzyme, die vegetarische Kost ideal ergänzen.

Sauerkraut-Kartoffelpuffer

Zutaten für 2 Personen

400 g Kartoffeln • 250 g Sauerkraut • 2 EL Kartoffelmehl
1 Zwiebel • 2 Eier • Jodsalz, weißer Pfeffer • Butterschmalz

1 Die Kartoffeln schälen und mit einer Reibe in einen Topf mit Wasser hineinraspeln, damit sie nicht braun werden. Die Kartoffelmasse ausdrücken und in eine Schüssel geben. Sauerkraut zerzupfen und klein schneiden und mit den geriebenen Kartoffeln mischen.

2 Kartoffelmehl unterrühren. Zwiebel abziehen und in den Teig reiben. Die Eier dazugeben. Mit Jodsalz und weißem Pfeffer abschmecken.

3 Das Butterschmalz in einer Pfanne erhitzen und aus dem Teig knusprige Puffer braten. Dazu einen bunten Salat reichen.

TIPP Nicht nur als Beilage eignen sich die lockeren Kartoffelpuffer, sie ergeben auch für sich allein ein feines und sättigendes Hauptgericht.

Pro Portion

1286/306 kJ/kcal
15 g Eiweiß
7 g Fett
46 g Kohlenhydrate
8 g Ballaststoffe
314 mg Cholesterin

Kraut in die Pfanne: Vor allem bei deftigen Gerichten – egal ob mit oder ohne Fleisch – darf Sauerkraut nicht fehlen.

Bunte Pilz-Kraut-Pfanne

Zutaten für 2 Personen

2 Zwiebeln • 1 rote Paprikaschote • 200 g Zucchini • 1 TL Butterschmalz • 1/4 l Gemüsebrühe • 300 g Austernpilze 300 g Sauerkraut • Jodsalz, Pfeffer aus der Mühle

Pro Portion
542/129 kJ/kcal
6 g Eiweiß
7 g Fett
9 g Kohlenhydrate
13 g Ballaststoffe
0 mg Cholesterin

1 Die Zwiebeln abziehen und in feine Würfel schneiden. Die Paprikaschote entkernen und mit der Zucchini ebenfalls klein würfeln. Butterschmalz erhitzen und die Zwiebeln mit der Gemüsebrühe darin dünsten.

2 Paprikaschote und Zucchini dazugeben. Austernpilze putzen, klein schneiden, mit dem Sauerkraut in die Pfanne geben und das Ganze etwa 15 Minuten dünsten. Mit Jodsalz und Pfeffer aus der Mühle würzen.

Knuspriger Sauerkrautflan

Zutaten für 2 Personen

300 g Sauerkraut • 1 EL Butter • 1/8 l Gemüsebrühe 1 Eigelb • 100 g Sahne • Jodsalz, Pfeffer aus der Mühle abgeriebene Schale von 1 Zitrone • 1 Eiweiß • Butter für die Förmchen • 200 g Lauch • 1 TL Butter • 1/8 l Gemüsebrühe • 1 TL Senf

Pro Portion
1468/350 kJ/kcal
9 g Eiweiß
30 g Fett
12 g Kohlenhydrate
4 g Ballaststoffe
200 mg Cholesterin

1 Das Sauerkraut zerzupfen, grob hacken und in zerlassener Butter mit wenig Brühe etwa 20 Minuten dünsten. Auskühlen lassen und die Hälfte im Mixer pürieren, dann das Eigelb und die Sahne untermischen. Die Masse zum restlichen Sauerkraut geben und untermischen. Mit Jodsalz, Pfeffer und der geriebenen Zitronenschale würzen.

2 Eiweiß steif schlagen und unterheben. Kleine Formen ausbuttern, die Krautmasse einfüllen und zugedeckt im Wasserbad bei 220 °C (Gas Stufe 4) im Backofen etwa 25 Minuten stocken lassen.
3 Den Lauch waschen und in kleine Scheiben schneiden. Mit Butter in Gemüsebrühe zugedeckt etwa 10 Minuten weich garen. Die Sahne einrühren und leicht einkochen. Mit Jodsalz, Pfeffer und Senf abschmecken.
4 Die Lauchsauce auf Teller verteilen und den Sauerkrautflan darauf stürzen.

Buntes Sauerkrautgratin

Zutaten für 2 Personen
je 1/2 gelbe, rote und grüne Paprikaschote • 1 Zwiebel
1 EL Sonnenblumenöl • 400 g Sauerkraut • 1/8 l Gemüsebrühe • Jodsalz, Pfeffer aus der Mühle • 1 Knoblauchzehe
1 TL Butter für die Form • 2 Eigelbe • 120 g Magerquark
1 EL frisch gehackte Kräuter (Petersilie, Schnittlauch, Kerbel)

1 Paprikaschotenhälften waschen und fein würfeln. Die Zwiebel abziehen, würfeln und mit den Paprika in Öl kurz anbraten.
2 Das Sauerkraut grob hacken, mit Gemüsebrühe übergießen und die Zwiebel-Paprika-Mischung darunter geben. Mit Salz, Pfeffer und Knoblauch würzen.
3 Eine feuerfeste Form ausbuttern und die Masse einfüllen. Eigelbe mit Magerquark glatt rühren und die Kräuter darunter mischen. Mit Salz und Pfeffer würzen und auf dem Sauerkraut verteilen. Glatt streichen und 15 Minuten im vorgeheizten Backofen bei 200 °C (Gas Stufe 3) überbacken.

Pro Portion
1215/289 kJ/kcal
19 g Eiweiß
18 g Fett
12 g Kohlenhydrate
7 g Ballaststoffe
332 mg Cholesterin

Sauerkrautlasagne Trikolore

Pro Portion
3857/760 kJ/kcal
20 g Eiweiß
50 g Fett
46 g Kohlenhydrate
3,5 g Ballaststoffe
129 mg Cholesterin

Zutaten für 4 Personen

200 g grüne Lasagneplatten • 2 Schalotten • 1 EL Butter 2 EL Tomatenmark • 500 g Sauerkraut • 2 rote Paprikaschoten • 1/8 l trockener Weißwein • 200 g Crème fraîche 300 g Sauerrahm • Jodsalz, Pfeffer aus der Mühle 1 EL Zucker • Butter für die Form • 150 g geriebener Allgäuer Emmentaler

1 Die Lasagneplatten nach Packungsanweisung in Salzwasser bissfest kochen. Die Schalotten abziehen, in feine Würfel schneiden und in zerlassener Butter glasig dünsten. Tomatenmark und das aufgelockerte Sauerkraut dazugeben.

2 Paprikaschoten waschen, entkernen, in Streifen schneiden und zur Sauerkrautmasse geben. Mit Weißwein ablöschen und zugedeckt bei mittlerer Hitze etwa 15 Minuten garen. Die Crème fraîche und den Sauerrahm dazugeben und mit Jodsalz, Pfeffer aus der Mühle und etwas Zucker würzen.

3 In eine gebutterte Auflaufform zuerst Lasagneplatten legen, dann etwas von der Krautmasse einfüllen und weiter abwechselnd einschichten. Den Abschluss bildet eine Schicht Krautmasse. Mit dem geriebenen Emmentaler bestreuen.

4 Im vorgeheizten Backofen bei 180 °C (Gas Stufe 2) etwa 30 bis 40 Minuten auf der untersten Schiene backen.

Tipp Deutlich leichter wird dieses Gericht, wenn Sie den Sauerrahm durch Joghurt und die Crème fraîche durch Sauerrahm ersetzen. Das spart fast die Hälfte des Fetts und ungefähr 200 Kilokalorien pro Portion ein.

Pfannkuchen mit fruchtiger Füllung

Zutaten für 2 Personen

250 g Mehl • 1/4 l Milch • 1/8 l Mineralwasser • 3 Eier • Jodsalz, Pfeffer aus der Mühle • 1 TL Butterschmalz • 400 g Sauerkraut • 0,2 l Apfelsaft • 1 Apfel • 2 Scheiben Ananas (Dose) 200 g Crème fraîche • 1 TL Paprikapulver edelsüß • Butterschmalz zum Ausbacken • 100 g gekochter Schinken

Pro Portion
2712/644 kJ/kcal
21 g Eiweiß
36 g Fett
63 g Kohlenhydrate
6 g Ballaststoffe
337 mg Cholesterin

1 Das Mehl in eine Schüssel sieben und mit der Milch, dem Mineralwasser und den Eiern zu einem glatten Pfannkuchenteig verrühren; diesen mit Jodsalz und Pfeffer aus der Mühle würzen.

2 Butterschmalz erhitzen und das aufgelockerte Sauerkraut darin andünsten. Mit dem Apfelsaft ablöschen und etwa 15 Minuten weich garen. Den Apfel entkernen und in kleine Würfel schneiden. Die Ananasscheiben ebenfalls in kleine Würfel schneiden.

3 Die Obstwürfel zu dem Sauerkraut geben, mit der Crème fraîche und dem Paprikapulver verrühren und bei mittlerer Hitze weitere 10 Minuten zugedeckt dünsten. Inzwischen in zerlassenem Butterschmalz 2 große Pfannkuchen backen.

4 Den Schinken in Würfel schneiden und unter die Krautmasse rühren. Mit Jodsalz und Pfeffer abschmecken. Die Krautmasse in einem Sieb abtropfen lassen, in die Pfannkuchen verteilen und anrichten.

INFO Gerade säuerliche Früchte harmonieren wundervoll mit Sauerkraut. Sie mildern die ursprüngliche Säure und runden seinen Geschmack mit ihrem fruchtigen Aroma elegant ab.

Gefüllte Weinblätter

Pro Portion
1930/465 kJ/kcal
7 g Eiweiß
37 g Fett
18 g Kohlenhydrate
6 g Ballaststoffe
112 mg Cholesterin

Zutaten für 2 Personen

*400 g Sauerkraut • 200 g Crème fraîche • 50 g Rosinen
1 EL Butter • 50 g Semmelbrösel • 1 TL Zucker • 1 Glas Weinblätter • 1/8 l halbtrockener Weißwein • 40 g gemahlene Mandeln • 1 TL Butter • 1/8 l Rotwein • 1 TL Zitronensaft
50 g kalte Butter • Jodsalz, weißer Pfeffer • Zucker*

1 Sauerkraut zerkleinern. Mit Crème fraîche, Rosinen und in Butter gerösteten Semmelbröseln mischen und zuckern.

2 Weinblätter abtropfen lassen. Sauerkrautmasse in die Mitte geben, wie ein Päckchen falten und in eine gefettete feuerfeste Form geben.

3 Mit Weißwein angießen. Im vorgeheizten Ofen bei 180 °C (Gas Stufe 2) 30 Minuten garen.

4 Für die Sauce Mandeln in Butter rösten, mit Rotwein und Zitronensaft ablöschen. Kalte Butter in Stücken unterrühren und mit den Gewürzen abschmecken.

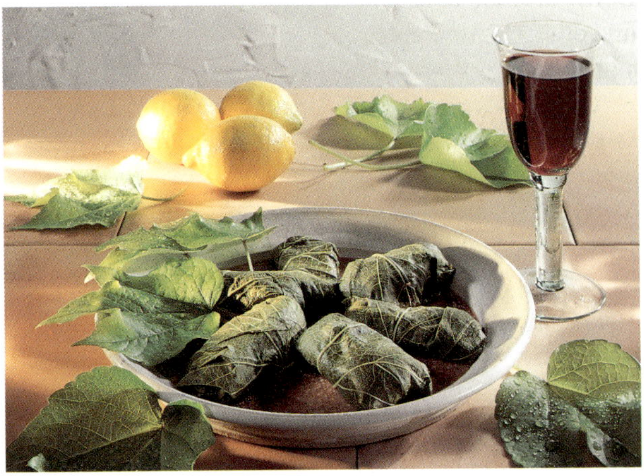

Kaum zu glauben wie vielseitig sich Sauerkraut in der Küche darstellt. Diese etwas ungewöhnliche Mischung aus Sauerkraut, Rosinen, Wein und Mandeln überzeugt durch ihren köstlichen Geschmack.

Pikante Blätterteigttäschchen

Zutaten für 2 Personen

2 Karotten • 1 Stange Lauch • 1 TL Butterschmalz
400 g Sauerkraut • Jodsalz, Pfeffer aus der Mühle
0,1 l trockener Weißwein • 400 g Blätterteig • 1 Eiweiß
1 Eigelb • 1 EL Kümmel

Pro Portion
2147/496 kJ/kcal
8 g Eiweiß
29 g Fett
40 g Kohlenhydrate
7 g Ballaststoffe
109 mg Cholesterin

1 Die Karotten putzen, schälen und fein raspeln. Den Lauch waschen und in feine Scheiben schneiden. Butterschmalz erhitzen und den Lauch und die Karotten darin andünsten.

2 Das Sauerkraut auflockern, klein schneiden und hinzugeben. Mit Jodsalz und Pfeffer würzen. Den Weißwein dazugeben und etwa 15 Minuten zugedeckt bei mittlerer Hitze dünsten. Dann auskühlen lassen.

3 Den Blätterteig dünn ausrollen und in etwa 12 Zentimeter große Quadrate schneiden. Je 1 Esslöffel der Sauerkrautmasse auf einen Teil des Blätterteigs geben. Die Ränder mit etwas Eiweiß bestreichen, den anderen Teil des Teigs darüber geben und gut andrücken.

4 Mit dem verquirlten Eigelb die Teigtaschen bestreichen, mit Kümmel bestreuen und auf ein gefettetes Backblech geben. Im vorgeheizten Backofen auf der untersten Schiene bei 200 °C (Gas Stufe 3) etwa 20 Minuten backen und heiß servieren.

TIPP Dazu passt ein Dip, hergestellt aus 150 Gramm Joghurt, 150 Gramm Sauerrahm, 1 Bund Schnittlauch, 1 Bund Petersilie, Paprikapulver, Salz und Pfeffer aus der Mühle. Diesen Dip müssen Sie mit 1900 Kilojoule berechnen, das sind 452 Kilokalorien.

Grüne Sauerkrautlasagne

Pro Portion
3181/757 kJ/kcal
26 g Eiweiß
52 g Fett
47 g Kohlenhydrate
5 g Ballaststoffe
158 mg Cholesterin

Zutaten für 2 Personen
100 g grüne Lasagneplatten • 300 g Sauerkraut • 1 rote Paprikaschote • 1 Zwiebel • 1 TL Butter • 1 EL Tomatenmark Saft von 1/2 Zitrone • 100 g Crème fraîche • 100 g Sauerrahm • Jodsalz, Pfeffer aus der Mühle • Zucker • Butter für die Form • 100 g geriebener Allgäuer Emmentaler

1 Lasagneplatten nach Packungsangabe zubereiten. Sauerkraut zerzupfen und klein schneiden. Paprikaschote putzen, entkernen und in Streifen schneiden. Zwiebel abziehen und in feine Würfel schneiden.

2 Die Butter schmelzen und die Zwiebelwürfel darin glasig dünsten. Tomatenmark, Sauerkraut und Paprika hinzufügen und kurz mit andünsten. Mit Zitronensaft ablöschen und zugedeckt etwa 5 Minuten garen.

3 Crème fraîche und Sauerrahm hinzufügen und mit Jodsalz, Pfeffer aus der Mühle und etwas Zucker abschmecken.

4 Eine Auflaufform ausbuttern und die Lasagneplatten abwechselnd mit der Sauerkrautmasse einfüllen. Mit geriebenem Käse bestreuen und die Lasagne im Backofen bei 180 °C (Gas Stufe 2) etwa 40 Minuten backen.

Tipp Lasagne mit Sauerkraut ist eine hervorragende Alternative für alle, die Fleisch oder Fisch in ihrer Lasagne nicht so gerne mögen. Achten Sie darauf, dass die Zutaten nicht zu feucht sind, sonst wird die Lasagne zu wässrig. Es gibt auch Lasagneplatten, die nicht vorgegart werden müssen, sondern direkt mit den Zutaten in die Auflaufform gegeben werden. Achten Sie also genau auf die Packungsanweisung der Lasagnenudeln.

Kartoffel-Sauerkraut-Pfanne

Zutaten für 2 Personen
400 g Kartoffeln • Jodsalz, weißer Pfeffer • Muskat 1/4 l Gemüsebrühe • 1 Karotte • 100 g Zucchini • 1 TL Olivenöl • 300 g Sauerkraut • 150 g geriebener Allgäuer Emmentaler • 2 Frühlingszwiebeln • 100 g Crème fraîche 1 TL Butter für die Form • 1 EL Schnittlauchröllchen

1 Die Kartoffeln mit der Schale in Salzwasser kochen, pellen und in Scheiben schneiden. Mit Jodsalz, weißem Pfeffer und Muskat bestreuen, mit der Hälfte der Gemüsebrühe begießen und warm stellen.

2 Die Karotte schälen und in dünne Streifen schneiden. Zucchini waschen und in Scheiben schneiden. Olivenöl in einer Pfanne erhitzen, Sauerkraut auflockern und darin mit der restlichen Brühe andünsten.

3 Karotte, Zucchini und Kartoffelscheiben dazugeben und mit der Hälfte des geriebenen Käses vermischen. Frühlingszwiebeln putzen, in Scheiben schneiden und mit Crème fraîche, Jodsalz und weißem Pfeffer verrühren.

4 Die Sauerkrautmasse in eine gefettete Auflaufform geben und die Frühlingszwiebelmasse darauf geben. Mit dem restlichen Käse bestreuen und im vorgeheizten Backofen bei 200 °C (Gas Stufe 3) etwa 25 bis 30 Minuten backen. Vor dem Servieren mit Schnittlauchröllchen bestreuen.

INFO Kartoffeln, egal, ob als Salz- oder Pellkartoffeln oder als Püree, sind eine ideale Ergänzung zu Sauerkraut, da sie das Säure-Basen-Gleichgewicht im Körper positiv beeinflussen.

Pro Portion
3052/726 kJ/kcal
30 g Eiweiß
50 g Fett
46 g Kohlenhydrate
9 g Ballaststoffe
140 mg Cholesterin

Paprikaschoten mit Mozzarella-Kraut-Füllung

Pro Portion
2341/560 kJ/kcal
26 g Eiweiß
28 g Fett
43 g Kohlenhydrate
23 g Ballaststoffe
61 mg Cholesterin

Zutaten für 2 Personen

4 kleinere gelbe Paprikaschoten • 1 kleine Zwiebel 1 TL Butterschmalz • 200 g Sauerkraut • 1 EL Tomatenmark 1/2 TL Zucker • Jodsalz, Pfeffer aus der Mühle • 1 Kugel Mozzarella (125 g) • frisches Basilikum • 2 EL Crème fraîche 1 TL Sonnenblumenöl • 1/2 l Tomatensaft • 2 EL Sahne

1 Paprikaschoten waschen und ohne den Stielansatz zu entfernen oben einen kleinen Deckel herausschneiden. Die Paprikaschoten mit kaltem Wasser ausspülen und trockentupfen.

2 Die Zwiebel abziehen, in kleine Würfel schneiden und in etwas Butterschmalz glasig andünsten. Das Sauerkraut, das Tomatenmark und den Zucker zu den Zwiebeln geben und alles unter ständigem Rühren einige Minuten andünsten.

3 Das Kraut mit Jodsalz und Pfeffer aus der Mühle abschmecken. Mozzarella würfeln und zusammen mit gehacktem Basilikum und der Crème fraîche unter das Sauerkraut mischen.

4 Eine feuerfeste Form gleichmäßig mit Sonnenblumenöl ausstreichen. Die Paprikaschoten mit der Krautmasse füllen, in die Form setzen und die herausgeschnittenen Deckel wieder auf die Schoten setzen. Mit Tomatensaft angießen und im Backofen bei 180 °C (Gas Stufe 2) etwa 45 bis 50 Minuten garen. Ab und zu mit der Tomatensauce übergießen, die sich in der Form sammelt.

5 Die Sauce mit Sahne verfeinern und mit Jodsalz und Pfeffer aus der Mühle abschmecken. Dazu passt Kartoffelpüree.

Sauerkraut-Kartoffel-Soufflé

Zutaten für 2 Personen

400 g Kartoffeln • Jodsalz • 300 g Sauerkraut • 4 Eier
100 g Allgäuer Emmentaler • weißer Pfeffer • Muskat
1 TL Butter für die Form

Pro Portion
2371/565 kJ/kcal
35 g Eiweiß
32 g Fett
35 g Kohlenhydrate
7 g Ballaststoffe
686 mg Cholesterin

1 Die Kartoffeln waschen und mit der Schale in Salzwasser kochen. Abgießen, pellen und durch die Kartoffelpresse drücken. Das Sauerkraut gut abtropfen lassen, ausdrücken und darunter mischen.

2 Den Backofen auf 200 °C (Gas Stufe 3) vorheizen. Die Eier trennen. Das Eiweiß steif schlagen. Den Emmentaler reiben. Die Eigelbe mit dem Käse unter die Kartoffel-Sauerkraut-Masse ziehen.

3 Mit Jodsalz, Pfeffer und Muskat würzen. Den Eischnee vorsichtig unterheben. Eine Auflaufform mit Butter ausfetten und die Masse hineinfüllen. Im Backofen in etwa 30 bis 40 Minuten goldgelb backen.

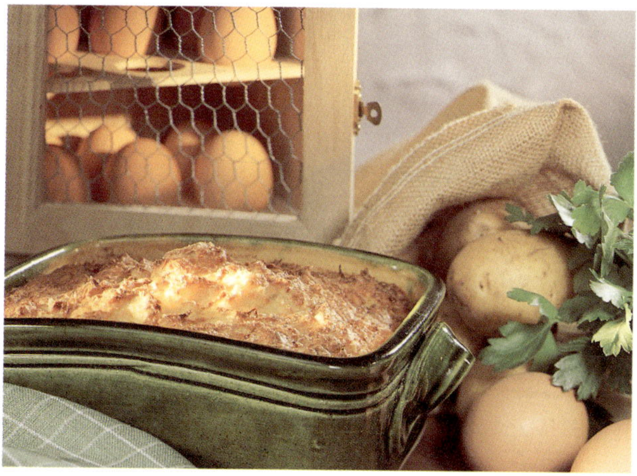

Goldbraun überbacken und herzhaft ohne Fleisch präsentiert sich das bunte Sauerkrautsoufflé. Es ist in kurzer Zeit zubereitet und schmeckt am besten mit einem knackigen, grünen Salat.

Gebratene Kartoffel-Sauerkraut-Roulade

Pro Portion
3734/893 kJ/kcal
23 g Eiweiß
48 g Fett
80 g Kohlenhydrate
19 g Ballaststoffe
351 mg Cholesterin

Zutaten für 2 Personen

500 g Kartoffeln • 50 g Weizenmehl • 50 g Butter • 2 Eier Jodsalz, Pfeffer aus der Mühle • Muskat • 2 Zwiebeln 1 TL Butter • 300 g Sauerkraut • 1/8 l Gemüsebrühe • 1 Knoblauchzehe • Kümmel • Zucker • Mehl • Butterschmalz Tomatenragout: 4 Tomaten • 1/8 l Tomatensaft • Instant-Bratensauce • frisches Basilikum • Jodsalz, Pfeffer aus der Mühle

1 Kartoffeln waschen und mit der Schale in Salzwasser kochen, abgießen, pellen und etwas abkühlen lassen. Durch die Kartoffelpresse drücken und mit Mehl, zerlassener Butter und den Eiern zu einer Masse verarbeiten. Mit Jodsalz, Pfeffer aus der Mühle und Muskat würzen.

2 Die Zwiebeln abziehen und in Streifen schneiden. Butter schmelzen und die Zwiebeln darin andünsten. Das Sauerkraut auflockern und dazugeben. Mit Brühe auffüllen und etwa 15 Minuten kochen lassen. Mit zerdrücktem Knoblauch, Kümmel, Zucker, Jodsalz und Pfeffer abschmecken. In ein Sieb schütten und auskühlen lassen.

3 Kartoffelteig auf einem mit Mehl bestäubten Tuch ausrollen und die Sauerkrautmasse darauf verteilen. Die Roulade fest zusammenrollen und im Kühlschrank kalt stellen.

4 In der Zwischenzeit für das Tomatenragout die Tomaten brühen, häuten, entkernen und das Fruchtfleisch in Würfel schneiden. Tomatensaft erhitzen, Bratensauce dazugeben und aufkochen lassen. Tomatenwürfel dazugeben und mit fein geschnittenen

Basilikumblättern, Salz und Pfeffer abschmecken.
5 Die Kartoffel-Sauerkraut-Roulade in 2 Zentimeter dicke Scheiben schneiden, in Mehl wenden und in Butterschmalz von beiden Seiten goldgelb braten. Das Tomatenragout auf Teller verteilen und die Roulade darauf setzen.

Sauerkrautbällchen mit Kichererbsen

Zutaten für 2 Personen
300 g Sauerkraut • 1 TL Backpulver • 200 g Kichererbsenmehl • 1 Apfel • 1 TL Butter • 1 Zwiebel • 1/2 TL Jodsalz 1/4 TL Cayennepfeffer • 1/4 TL Currypulver • Butterschmalz

Pro Portion
1627/387 kJ/kcal
14 g Eiweiß
2 g Fett
77 g Kohlenhydrate
9 g Ballaststoffe
0 mg Cholesterin

1 Das Sauerkraut auspressen, dabei den Saft auffangen. Das Kraut sehr klein schneiden.
2 Den Sauerkrautsaft mit dem Backpulver und dem Kichererbsenmehl gut verrühren und etwa 30 Minuten ruhen lassen.
3 Die Zwiebel abziehen, den Apfel schälen, beide Zutaten fein würfeln und in geschmolzener Butter andünsten. Das Sauerkraut, den Kichererbsenteig, die Zwiebeln und die Äpfel vermengen und die Masse mit Jodsalz, Cayennepfeffer und Currypulver pikant würzen.
4 Aus dem Teig mundgerechte Bällchen formen und in einer Fritteuse bei 175 °C etwa 3 Minuten ausbacken, bis sie goldbraun sind. Die Sauerkrautbällchen auf Küchenkrepp abtropfen lassen, heiß servieren.

TIPP Statt Kichererbsenmehl können Sie auch Weizenmehl verwenden.

Sesam-Sauerkraut-Strudel

Pro Portion
3144/752 kJ/kcal
35 g Eiweiß
35 g Fett
54 g Kohlenhydrate
13 g Ballaststoffe
341 mg Cholesterin

Zutaten für 2 Personen
80 g Mehl • 20 g Weizengrieß (fein) • 2 EL Sesam • Jodsalz 1 Ei • 1 Eiweiß • 100 g Lauch • 1 TL Butter • 200 g Sauerkraut 1/8 l Weißwein • 1 EL Sojasauce • Pfeffer aus der Mühle Zucker • 50 g blaue Trauben • 1 Pfirsich • 1/2 grüne Paprikaschote • 2 EL Sonnenblumenkerne • 120 g gekochter, magerer Schinken • 1 Eigelb • 1 EL gehobelte Mandeln
Sauce: 2 EL Crème fraîche • 1 EL gehackte Kräuter (Dill, Schnittlauch, Petersilie, Kerbel) • Jodsalz, Zucker, Pfeffer

1 Aus Mehl, Grieß, Sesam, Jodsalz, Ei und Eiweiß einen Teig kneten. In Folie wickeln und im Kühlschrank etwa 30 Minuten ruhen lassen.

2 Den Lauch putzen, in Scheiben schneiden und in Butter andünsten. Sauerkraut hacken und dazugeben. Mit Weißwein auffüllen und mit Sojasauce, Pfeffer und Zucker würzen. 20 Minuten bei geringer Hitze kochen lassen.

3 Trauben halbieren und entkernen. Pfirsich überbrühen, häuten, entkernen und würfeln. Grüne Paprikaschoten entkernen, waschen und ebenfalls in Würfel schneiden.

4 Das Sauerkraut in ein Sieb schütten, den Saft auffangen. Das Kraut auskühlen lassen und mit Trauben, Pfirsichen, Paprikawürfeln und Sonnenblumenkernen vermengen. Schinken würfeln und darunter mengen. Die Masse mit Jodsalz und Pfeffer abschmecken.

5 Strudelteig auf einem bemehlten Tuch ausrollen und mit der Masse bestreichen. Strudel einrollen und auf ein mit Backpapier belegtes Backblech geben. Mit Eigelb bestreichen und mit Mandeln bestreuen.

6 Den Strudel im vorgeheiztem Backofen bei

160 °C (Gas Stufe 1–2) etwa 45 Minuten backen. Den Sauerkrautsaft mit der Crème fraîche und den gehackten Kräutern verrühren und die Sauce mit Jodsalz, Zucker und Pfeffer aus der Mühle pikant abschmecken. Den Sauerkrautstrudel aufschneiden und mit der Sauce anrichten.

Sauerkraut-Gemüse-Quiche

Zutaten für 4 Personen

Mürbeteig: 350 g Mehl • 1 Ei • 1 Eigelb • Jodsalz • Muskat Pfeffer aus der Mühle • 3 EL Milch • 150 g Butter

Belag: 1 TL Butterschmalz • 200 g Lauch • 200 g Karotten 400 g Sauerkraut • 200 g gekochte Kartoffeln • Jodsalz, Pfeffer aus der Mühle • Kümmel • Muskat • 3 Eier • 1 Eiweiß 200 g Sahne • 1/4 l Milch

Pro Portion

4277/1023 kJ/kcal
27 g Eiweiß
62 g Fett
76 g Kohlenhydrate
15 g Ballaststoffe
477 mg Cholesterin

1 Aus Mehl, Ei, Eigelb, Jodsalz, Muskat, Pfeffer, Milch und Butter einen Teig kneten. Den Teig 1 Zentimeter dick ausrollen und eine ausgebutterte Quicheform (28 Zentimeter Durchmesser) damit auch am Rand auslegen.

2 In einer Pfanne Butterschmalz erhitzen und fein geschnittenen Lauch, geraspelte Karotten und das Sauerkraut kurz andünsten. Die Kartoffeln in daumendicke Würfel schneiden und dazugeben. Mit Jodsalz, Pfeffer aus der Mühle, Kümmel und Muskat würzen.

3 Das Gemisch auf dem Teig verteilen. Eier, Sahne und Milch verquirlen und mit Jodsalz und Pfeffer aus der Mühle würzen. Diese Masse über die Quiche gießen und im Backofen bei 180 °C (Gas Stufe 2) etwa 40 bis 45 Minuten goldbraun backen.

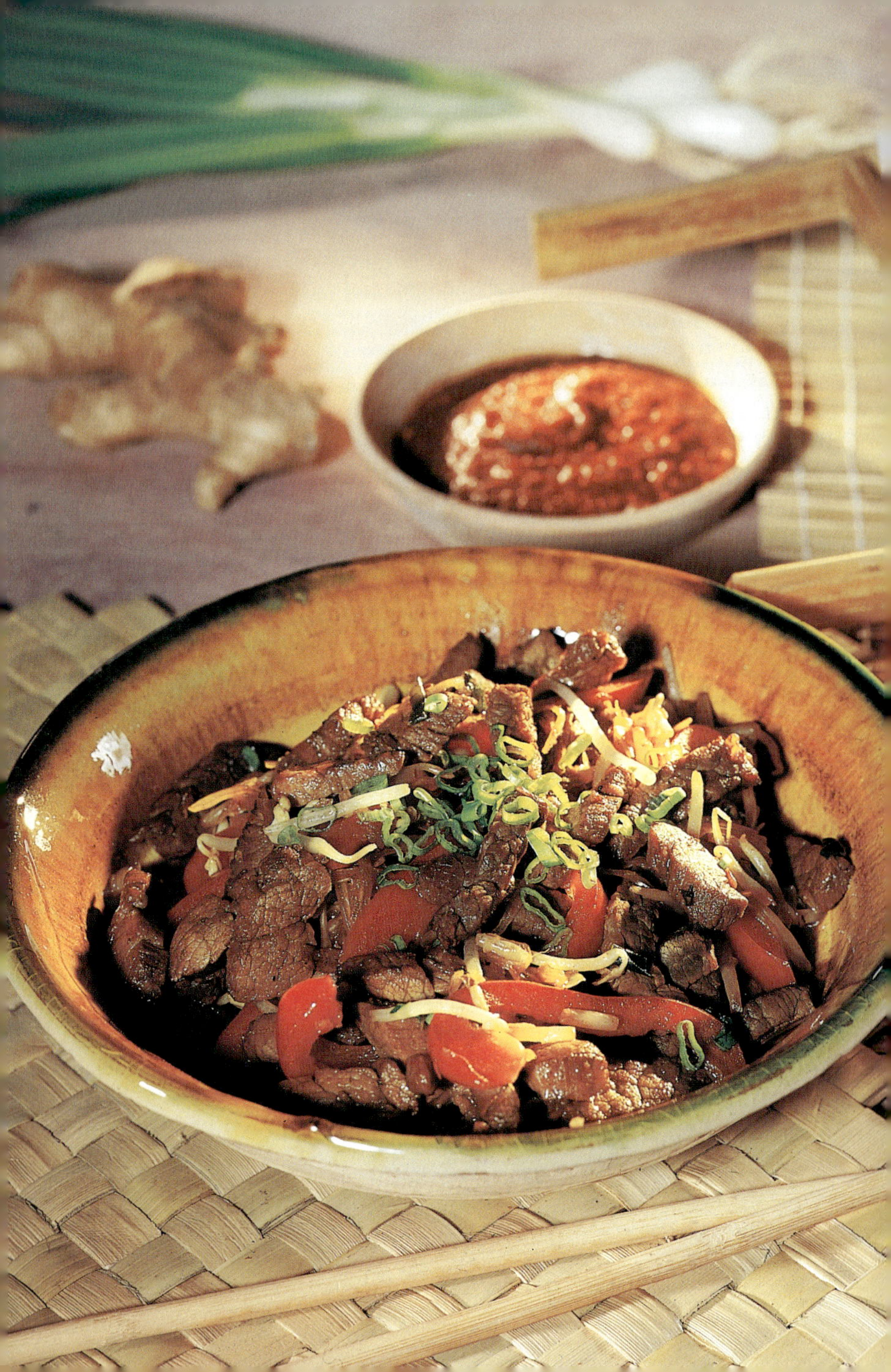

Sauerkraut und Fleisch

Hier finden Sie klassische Hauptgerichte wie Szegediner Gulasch genauso wie Strudel, Pizza und Gratin mit dem köstlichen Weißkohl kombiniert. Schwerpunkt dieses Kapitels sind Rezepte der internationalen Küche, die deutlich zeigen, dass Sauerkraut durchaus keine rein deutsche Angelegenheit ist.

Sauerkraut-Hackfleisch-Pfanne

Zutaten für 2 Personen

120 g Spiralnudeln (roh) • 1 Zwiebel • 1 Zucchini • 200 g Sauerkraut (vorgekocht) • 1 TL Rapsöl • 1 Zweig Rosmarin
250 g Rinderhackfleisch • Jodsalz, Pfeffer aus der Mühle
1 EL Sojasauce

1 Die Nudeln in kochendem Salzwasser bissfest garen und abgießen.
2 Die Zwiebel abziehen und würfeln. Zucchini waschen und in feine Scheibchen schneiden. Sauerkraut auflockern und grob hacken.
3 Rapsöl in einer Pfanne erhitzen. Rosmarinnadeln hineinzupfen, das Hackfleisch dazugeben und unter Rühren anbraten. Das Hackfleisch dabei zerkleinern. Zwiebelwürfel, Zucchinischeibchen und Sauerkraut dazugeben und etwa 10 Minuten braten.
4 Die Nudeln darunter mengen, miterhitzen. Das Gericht mit Jodsalz, Pfeffer aus der Mühle und etwas Sojasauce abschmecken und anrichten.

Pro Portion
2575/616 kJ/kcal
38 g Eiweiß
24 g Fett
51 g Kohlenhydrate
7 g Ballaststoffe
119 mg Cholesterin

Sauerkraut asiatisch – beinahe grenzenlos vielseitig lassen sich aus Sauerkraut köstliche Rezepte zaubern (siehe Seite 88).

Sauerkrautauflauf

Pro Portion
1990/473 kJ/kcal
19 g Eiweiß
39 g Fett
22 g Kohlenhydrate
4 g Ballaststoffe
112 mg Cholesterin

Zutaten für 2 Personen

200 g Schweinebauch • 200 g mageres Schweinefleisch Jodsalz, Pfeffer aus der Mühle • 1 EL Butterschmalz 1 TL schwarze Pfefferkörner • 1 Lorbeerblatt • 3 Nelken 4 Wacholderbeeren • 1/8 l Fleischbrühe • 200 g Kartoffeln 1 Apfel • 300 g Sauerkraut • 1 TL Butter • 1 TL Kümmel 125 g Sahne

1 Schweinebauch und Schweinefleisch in mundgerechte Würfel schneiden und mit Jodsalz und Pfeffer aus der Mühle würzen. In Butterschmalz von allen Seiten anbraten.

2 Pfefferkörner, Lorbeerblatt, Nelken und Wacholderbeeren dazugeben, mit Fleischbrühe aufgießen und etwa 15 Minuten kochen lassen.

3 Inzwischen die Kartoffeln waschen und mit der Schale in Salzwasser garen. Die gekochten Kartoffeln abgießen, abschrecken, pellen und in Scheiben schneiden. Den Apfel schälen, raspeln und sofort unter das Sauerkraut mischen, bevor er braun wird.

4 Den Backofen auf 180 °C (Gas Stufe 2) vorheizen. Eine Auflaufform ausbuttern. Die Zutaten in der folgenden Reihenfolge hineinschichten: die Hälfte der Kartoffelscheiben, salzen; die Hälfte des Sauerkrauts, mit Kümmel würzen; die Fleischwürfel, dabei Lorbeerblatt und Nelken entfernen; das restliche Sauerkraut mit Kümmel; die restlichen Kartoffelscheiben.

5 Die Sahne mit der Fleischbrühe verquirlen und über den Auflauf gießen. Die restliche Butter in Flöckchen darauf verteilen. Im vorgeheizten Backofen auf der mittleren Schiene etwa 45 Minuten backen.

Szegediner Krautgulasch

Zutaten für 2 Personen

400 g mageres Schweinefleisch • 2 Zwiebeln • 1 EL Butterschmalz • 300 g Sauerkraut • 1 EL Paprikapulver • 1 Knoblauchzehe • Jodsalz, Pfeffer aus der Mühle • 1 TL Kümmel gut 1/2 l Fleischbrühe • 100 g saure Sahne

Pro Portion
2400/571 kJ/kcal
40 g Eiweiß
44 g Fett
6 g Kohlenhydrate
2 g Ballaststoffe
121 mg Cholesterin

1 Das Fleisch mit kaltem Wasser abbrausen, trockentupfen und in mundgerechte Würfel schneiden. Die Zwiebeln abziehen und in Scheiben schneiden.

2 Das Butterschmalz in einem Schmortopf erhitzen und die Zwiebelscheiben darin goldbraun andünsten. Die Fleischwürfel dazugeben und kurz anbraten. Das Sauerkraut auseinander zupfen und in den Topf geben.

3 Mit Paprikapulver, zerdrücktem Knoblauch, Jodsalz, Pfeffer aus der Mühle und dem Kümmel würzen. Mit der Fleischbrühe aufgießen, umrühren und das Ganze bei mittlerer Hitze in etwa 40 Minuten garen.

4 Nach Beendigung der Garzeit die Kochflüssigkeit in eine Schüssel abgießen und mit der sauren Sahne verrühren. Die Sauce über das Gulasch gießen. Mit Jodsalz und Pfeffer aus der Mühle abschmecken. Das Gulasch noch einmal kurz erhitzen und sofort servieren.

VARIATION 1 Ergänzen Sie das Grundrezept um 1 oder 2 klein geschnittene rote Paprikaschoten, oder fügen Sie einige gewürfelte Tomatenstücke hinzu.

VARIATION 2 Ersetzen Sie das Schweinefleisch durch die gleiche Menge gepellter und in Stücke geschnittener Kartoffeln, und gießen Sie das Gericht mit Gemüsebrühe an, wenn es rein vegetarisch sein soll.

Sauerkrautschäufele im Brotteig

Pro Portion
2403/572 kJ/kcal
31 g Eiweiß
18 g Fett
73 g Kohlenhydrate
2 g Ballaststoffe
96 mg Cholesterin

Zutaten für 2 Personen
400 g gepökelte und geräucherte Schweineschulter/Schäufele ohne Knochen • 60 g Rundkornreis • 1 TL Butterschmalz 1/2 Stange Lauch • 300 g Sauerkraut • 1/2 l Gemüsebrühe Majoran • Kräuterjodsalz, weißer Pfeffer • 800 g Brotteig

1 Die Schweineschulter links und rechts etwas einschneiden. Den Reis in Butterschmalz glasig anschwitzen. Den Lauch putzen, in Scheiben schneiden und mit dem Sauerkraut dazugeben. Mit der Gemüsebrühe auffüllen, aufkochen und bei mittlerer Hitze zugedeckt kochen lassen, bis der Reis gar ist.

2 Mit Majoran, Salz und weißem Pfeffer pikant würzen. Abgekühlt in das aufgeschnittene Schäufele füllen, mit Küchengarn zubinden. Den Backofen auf 220 °C (Gas Stufe 4) vorheizen.

3 Den Brotteig ungefähr 1 Zentimeter dick ausrollen. Das Schäufele mit der aufgeschnittenen Seite nach unten auf den Teig legen. Die Teigränder mit Wasser bestreichen. Das Fleisch in den Teig einpacken. Auf ein mit Backpapier belegtes Blech legen. Mit den Teigresten verzieren.

4 Das Schäufele auf mittlerer Schiene 10 Minuten bei 220 °C, dann 60 bis 80 Minuten bei 150 °C (Gas Stufe 1) backen. Eventuell mit Alufolie abdecken. Vor dem Aufschneiden 10 Minuten ruhen lassen.

Tipp Es ist sehr wichtig, dass Sie das gefüllte Brot noch einige Zeit ruhen lassen, bevor Sie es anschneiden. Das verhindert, dass das Fleisch trocken wird und dass der Brotteig vom Fleischsaft durchweicht wird.

Sauerkrautküchlein mit Hackfleisch

Zutaten für 2 Personen

4 Eier • 1/8 l Fleischbrühe • 150 g Mehl • Jodsalz • 300 g Sauerkraut • 250 g gemischtes Hackfleisch • 1 Zwiebel Pfeffer aus der Mühle • Butterschmalz zum Ausbacken

Pro Portion
3318/790 kJ/kcal
50 g Eiweiß
37 g Fett
61 g Kohlenhydrate
4 g Ballaststoffe
708 mg Cholesterin

1 Eier mit der Fleischbrühe verquirlen. Mehl dazusieben, unterrühren und mit Salz würzen. Den Teig etwa 20 bis 30 Minuten ruhen lassen.

2 Das Sauerkraut abtropfen lassen, grob hacken und mit dem Hackfleisch mischen. Die Zwiebel abziehen und in feine Würfel schneiden. Ebenfalls zur Sauerkraut-Fleisch-Mischung geben. Mit Salz und Pfeffer aus der Mühle abschmecken. Das Sauerkraut mit allen Zutaten mit dem Teig mischen, noch etwas Flüssigkeit nachgießen – der Teig soll nicht zu fest sein.

3 Butterschmalz in der Pfanne erhitzen. Den Teig in nicht zu großen Portionen dünn ausbacken und sofort servieren.

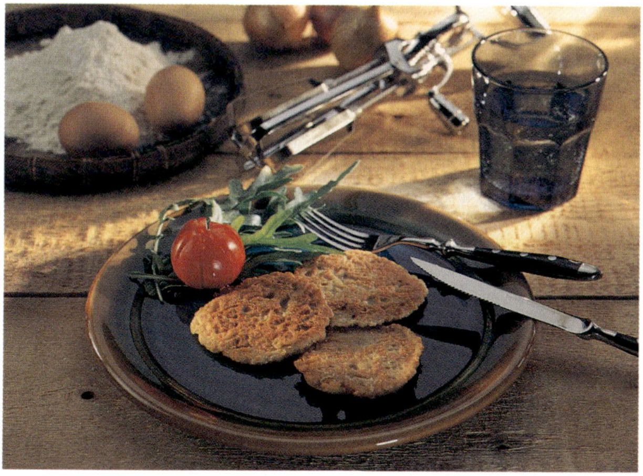

Wer gern Fisch isst, kann frischen oder geräucherten Fisch im Fleischwolf zerkleinern und statt des Hackfleischs zum Sauerkraut geben.

Deftiger Sauerkrautauflauf

Pro Portion
2937/699 kJ/kcal
25 g Eiweiß
47 g Fett
45 g Kohlenhydrate
12 g Ballaststoffe
391 mg Cholesterin

Zutaten für 2 Personen

4 Wiener Würstchen • 1 TL Butterschmalz • 1 Karotte
1 Zwiebel • 1 Apfel • 2 Tomaten • 400 g gekochte Kartoffeln
je 1 Bund Schnittlauch und Petersilie • 300 g Sauerkraut
Jodsalz, Pfeffer aus der Mühle • 1/8 l Gemüsebrühe
150 g saure Sahne • 2 Eier • 1 Kästchen Kresse

1 Die Wiener Würstchen in Scheiben schneiden und in wenig Butterschmalz kurz anbraten. Die Karotte putzen, die Zwiebel abziehen und beides in Scheiben schneiden. Zu den Würstchen geben und glasig andünsten.

2 Den Apfel schälen und das Kerngehäuse entfernen. Die Tomaten überbrühen, häuten und das Fruchtfleisch entkernen. Äpfel, Tomaten und die gepellten Kartoffeln in Würfel schneiden. Kräuter verlesen, waschen und fein hacken.

3 Alle Zutaten mit dem Sauerkraut vermischen, mit Jodsalz und Pfeffer aus der Mühle würzen und in eine Auflaufform geben. Gemüsebrühe, saure Sahne, Eier und Kresse verrühren, salzen, pfeffern und über den Auflauf geben.

4 Die Auflaufform mit Alufolie abdecken, in den auf 200 °C (Gas Stufe 3) vorgeheizten Backofen schieben und das Ganze etwa 60 Minuten garen.

Variation Variieren können Sie dieses Rezept durch andere Würstchen. Probieren Sie es beispielsweise mit Debrezinern, Mettwürstchen oder mit anderen Sorten, die zu den Spezialitäten Ihrer Gegend gehören. Oder servieren Sie das Gericht mit bis zu 4 unterschiedlichen Würstchenarten.

Fricco mit Sauerkraut

Zutaten für 2 Personen

300 g Rindfleisch • 400 g Kartoffeln • 300 g Sauerkraut • 2 Zwiebeln • 2 Wacholderbeeren • 1 TL Butter • Jodsalz, Pfeffer aus der Mühle • 1 TL Paprikapulver edelsüß • 2 Knoblauchzehen • 2 EL Quark • 200 ml Milch

Pro Portion
1989/473 kJ/kcal
41 g Eiweiß
15 g Fett
44 g Kohlenhydrate
9 g Ballaststoffe
70 mg Cholesterin

1 Den Backofen auf 180 °C (Gas Stufe 2) vorheizen. Das Fleisch waschen, trockentupfen und in Würfel schneiden. Die Kartoffeln schälen und in dünne Scheiben schneiden oder hobeln. Das Sauerkraut auseinander zupfen und klein schneiden. Die Zwiebeln abziehen und grob würfeln.

2 Die Wacholderbeeren mit dem Mörser zerstampfen oder fein hacken. Eine Auflaufform ausbuttern. Das Sauerkraut hineingeben, die Wacholderbeeren darüber streuen. Das Fleisch auf die Krautschicht legen. Die Zwiebeln auf dem Fleisch verteilen. Salzen, pfeffern und mit dem Paprikapulver würzen. Die Knoblauchzehen abziehen, pressen und dazugeben.

3 Die Kartoffelscheiben obenauf legen. Salzen, pfeffern. Den Quark mit der Milch verquirlen und über das Gericht gießen. Die Auflaufform verschließen und das Gericht im vorgeheizten Backofen in etwa 2 Stunden fertig garen.

INFO Als frisches Obst und Gemüse im Winter noch nicht selbstverständlich waren, bildete Sauerkraut neben Kartoffeln eines der wichtigsten Grundnahrungsmittel. Zubereitet wurde es mit Schweine- oder Gänseschmalz. Oft gab man ein Stück geräucherten Bauchspeck, Schweinefüße oder Würste dazu.

Sauerkrauttopf mit Rindfleisch

Pro Portion
2961/705 kJ/kcal
56 g Eiweiß
32 g Fett
51 g Kohlenhydrate
7 g Ballaststoffe
211 mg Cholesterin

Zutaten für 2 Personen

50 g durchwachsener Räucherspeck • 360 g Rindfleisch 2 Zwiebeln • 1 Scheibe Brot • 1 TL Butterschmalz • 2 EL Tomatenmark • 1/2 l Fleischbrühe • 1 Lorbeerblatt • 4 Wacholderbeeren • 1/2 TL Kümmel • Jodsalz, Pfeffer aus der Mühle 300 g Sauerkraut • 120 g Hörnchennudeln (roh)

1 Den Speck in feine Würfel schneiden. Das Rindfleisch waschen, trockentupfen und in mundgerechte Würfel schneiden. Die Zwiebeln abziehen und fein würfeln.

2 Die Brotscheibe in Streifen schneiden. Butterschmalz in einem Schmortopf schmelzen, die Zwiebel- und Speckwürfel darin anbraten und die Fleischwürfel dazugeben. Unter Rühren kräftig anbraten. Das Tomatenmark und die Brotrinde mitrösten.

3 Mit der Fleischbrühe aufgießen. Gewürze dazugeben und etwa 1 Stunde schmoren lassen. Sauerkraut auseinander zupfen, klein schneiden und dazugeben. Bei geringer Hitze noch 30 Minuten garen.

4 Inzwischen die Nudeln nach Packungsanweisung kochen. Abgießen und in den Eintopf geben. Mit Jodsalz und Pfeffer aus der Mühle abschmecken und anrichten.

TIPP Als preisgünstiges Stück vom Rind eignet sich für dieses Gericht die Fehlrippe, die auch unter der Bezeichnung »Siegelzungenstück« erhältlich ist. Dieses saftige Fleischstück hat eine hohe Qualität, besonders wenn es ausreichend lange abgehangen hat. Auch der Mittelbug ist ein preiswertes Stück vom Rind, das sich als Kochfleisch gut bewährt.

Sauerkrauttortellini

Zutaten für 4 Personen

300 g Mehl • Jodsalz • 2–3 EL Wasser • 3 Eier • 1 Eiweiß
Füllung: 1 Zwiebel • 200 g Frühstücksspeck • 1 TL Butter
400 g Sauerkraut • 4 Nelken • 1 Lorbeerblatt • 4 Wacholderbeeren • 100 ml trockener Weißwein
Sauce: 2 Tomaten • 100 g Sahne • 1 EL gehackte Petersilie
Pfeffer aus der Mühle

1 Mehl in eine Schüssel sieben, mit Salz, Wasser und Eiern zu einem glatten Teig verkneten; in Folie wickeln und etwa 30 Minuten ruhen lassen.

2 Zwiebel abziehen, mit dem Frühstücksspeck in kleine Würfel schneiden und in zerlassener Butter andünsten. Das Sauerkraut klein schneiden und dazugeben. Nelken, Lorbeerblatt und die zerdrückten Wacholderbeeren dazugeben. Mit etwas Weißwein aufgießen und zugedeckt bei mittlerer Hitze ungefähr 20 Minuten garen.

3 Lorbeerblatt und Nelken entfernen und die Masse auskühlen lassen. Den Teig sehr dünn ausrollen und runde Scheiben von etwa 5 Zentimeter Durchmesser ausstechen. Den Rand mit Eiweiß bestreichen und etwas Sauerkrautmasse in die Mitte jeder Teigscheibe geben. Die Scheiben zusammenklappen und die Ränder fest andrücken.

4 Die Tortellini in kochendem Salzwasser etwa 20 Minuten garen. Inzwischen die Tomaten überbrühen, häuten, entkernen und das Fruchtfleisch würfeln. Die Tortellini abgießen und in zerlassener Butter schwenken. Sahne, Tomatenwürfel und gehackte Petersilie dazugeben und mit Jodsalz und Pfeffer abschmecken.

Pro Portion
5185/622 kJ/kcal
25 g Eiweiß
29 g Fett
59 g Kohlenhydrate
6 g Ballaststoffe
313 mg Cholesterin

Chop-Suey-Sauerkraut

Pro Portion
1675/398 kJ/kcal
38 g Eiweiß
25 g Fett
7 g Kohlenhydrate
3 g Ballaststoffe
143 mg Cholesterin

Zutaten für 2 Personen

180 g Schweinefleisch • 180 g Rindfleisch • 1 EL Keimöl
1 Frühlingszwiebel • 1 rote Paprikaschote • 1 EL Butter
100 g Sojabohnenkeimlinge • 300 g Sauerkraut
1/2 TL Sambal Oelek • Tabasco • 1 Prise Jodsalz
Marinade: 0,2 l Wasser • 0,2 l Sojasauce • 5 cl trockener Sherry • 1 EL brauner Kandiszucker • 1/2 Zimtstange
1/2 TL Sternanis • 1/2 TL Ingwer • etwas gestoßener Pfeffer
1 Prise gemahlener Fenchel

1 Schweinefleisch und Rindfleisch abbrausen, trockentupfen und in feine Streifen schneiden.

2 Für die Marinade das Wasser, die Sojasauce und den Sherry zum Kochen bringen. Kandiszucker, Zimtstange, Sternanis, Ingwerwurzel, Pfeffer aus der Mühle und Fenchel dazugeben und alles etwa 5 Minuten kochen. Anschließend in eine Schüssel gießen und das Fleisch in die noch heiße Marinade über Nacht einlegen.

3 Das marinierte Fleisch in ein Sieb schütten, dabei die Marinade auffangen. In einer Pfanne Öl erhitzen, das abgetropfte Fleisch darin kurz und kräftig anbraten. Inzwischen die Frühlingszwiebeln putzen und in Scheiben schneiden. Die Paprikaschote putzen, entkernen und in Streifen schneiden.

4 Fleisch aus der Pfanne nehmen und die Frühlingszwiebel und Paprikaschoten andünsten. Sojabohnenkeimlinge und Sauerkraut dazugeben und mit der Marinade ablöschen. Kurz aufkochen.

5 Fleisch dazugeben und etwa 5 Minuten ziehen lassen. Mit Sambal Oelek, Tabasco und Jodsalz feurig abschmecken.

Wer es ganz scharf mag, nimmt statt Sambal Oelek thailändische Currypaste, die es in den Varianten Rot, Grün und Gelb im Asienladen gibt. Aber Vorsicht: Verwenden Sie hiervon erstmal nur eine Messerspitze voll – die Wirkung ist höllisch!

INFO In China ist der Verzehr von Sauerkraut schon lange belegt, wie überhaupt das saure Konservieren von Lebensmitteln in Asien eine lange Tradition hat. Wer einmal die Gelegenheit hat, sich in einem Asienladen oder einem asiatischen Feinkostgeschäft umzusehen, wird staunen über die Vielfalt der dort angebotenen milchsauer eingelegten Gemüsesorten.
Auch Fleischgerichte kommen in Südostasien häufig auf den Tisch – wobei allerdings die verwendeten Fleischmengen pro Portion deutlich geringer sind als hierzulande. Nicht zuletzt deshalb sterben dort weniger Menschen an Herz-Kreislauf-Erkrankungen als bei uns in Europa.

Rote-Bete-Sauerkraut-Eintopf

Zutaten für 2 Personen
2 Äpfel • 2 Frühlingszwiebeln • 1 TL Butter • 300 g Sauerkraut • 200 g gekochte, geschälte Rote Bete • 150 g Kartoffeln • 1 l Gemüsebrühe • 360 g Rinderfilet • Jodsalz, Pfeffer aus der Mühle • frischer Schnittlauch

1 Äpfel schälen, entkernen und zerkleinern. Frühlingszwiebeln putzen und in Scheiben schneiden. Beides in zerlassener Butter andünsten.
2 Das Sauerkraut klein hacken. Die Rote Bete klein schneiden. Geschälte Kartoffeln in Scheiben schneiden.
3 Das Ganze in der Brühe 20 Minuten kochen lassen. Dann das klein gewürfelte Rinderfilet dazugeben und etwa 10 Minuten mitkochen lassen.
Den Eintopf mit Jodsalz und Pfeffer aus der Mühle abschmecken und mit Schnittlauchröllchen bestreuen.

Pro Portion
1614/384 kJ/kcal
40 g Eiweiß
13 g Fett
28 g Kohlenhydrate
9 g Ballaststoffe
160 mg Cholesterin

Sauerkrautdukaten mit Speck

Pro Portion
1802/429 kJ/kcal
21 g Eiweiß
17 g Fett
47 g Kohlenhydrate
9 g Ballaststoffe
368 mg Cholesterin

Zutaten für 2 Personen
500 g Kartoffeln • Kümmel • 80 g durchwachsener Räucherspeck • 1 EL Butter • 300 g Sauerkraut • 2 Eier • Jodsalz, Pfeffer • 1 EL Honig • 1 Prise gemahlene Muskatnuss 1 EL gehackte Petersilie • Butterschmalz zum Ausbacken

1 Die ungeschälten Kartoffeln in Salzwasser mit wenig Kümmel kochen, pellen und durch die Kartoffelpresse drücken.

2 Inzwischen den Räucherspeck in kleine Würfel schneiden. Die Butter in einer Pfanne schmelzen, den Räucherspeck darin erhitzen und dann zu den Kartoffeln geben.

3 Sauerkraut zerzupfen, klein schneiden und zur Kartoffelmasse geben. Eier dazugeben und zu einer festen Masse verarbeiten. Mit Jodsalz, Pfeffer, Honig, Muskat und Petersilie abschmecken.

4 Dukaten formen und in heißem Butterschmalz goldgelb ausbacken. Dazu passt Apfelmus.

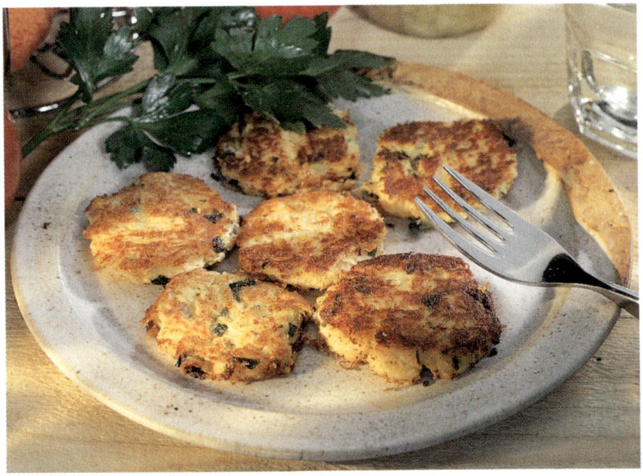

Die Sauerkrautdukaten eignen sich auch hervorragend als Beilage zu gebratenem Geflügel.

Sauerkrautpizza

Zutaten für 4 Personen

20 g Hefe • 1/8 l warme Milch • 250 g Mehl • 50 g weiche Butter • 1 Ei • 1/2 TL Jodsalz

Belag: 1 rote Paprikaschote • 2 Tomaten • 1 Zwiebel 1 EL Olivenöl • 200 g Sauerkraut • Kräutersalz, Pfeffer aus der Mühle • 4 EL Tomatenketchup • frisches Basilikum 100 g Salami in Scheiben • 150 g geriebener Bergkäse

1 Hefe, Milch und 2 Esslöffel Mehl zu einem Vorteig rühren. Etwa 15 Minuten zugedeckt an einem warmen Ort gehen lassen. Restliches Mehl in eine Schüssel sieben und mit dem Vorteig, Butter, Ei und Jodsalz zu einem Teig verkneten. In Folie wickeln und 1 Stunde in den Kühlschrank geben.

2 Paprika waschen, entkernen und in Würfel schneiden. Tomaten waschen und in Scheiben schneiden. Zwiebel abziehen und in Streifen schneiden. Olivenöl erhitzen, Zwiebel und Paprikaschote darin andünsten. Sauerkraut dazugeben und mit Kräutersalz und Pfeffer würzen.

3 Den Backofen auf 180 °C (Gas Stufe 2) vorheizen. Den Teig aus dem Kühlschrank nehmen, nochmals gut durchkneten und 5 Millimeter dick ausrollen. Auf ein gefettetes Backblech legen und mit einer Gabel mehrere Male einstechen.

4 Das Tomatenketchup mit fein geschnittenen Basilikumblättern verrühren und auf den Teig streichen. Die Sauerkrautmasse darauf verteilen. Tomaten- und Salamischeiben darauf verteilen und mit geriebenem Bergkäse bestreuen.

5 Die Pizza im vorgeheizten Ofen auf mittlerer Schiene 15 bis 20 Minuten backen.

Pro Portion

2270/669 kJ/kcal
26 g Eiweiß
40 g Fett
51 g Kohlenhydrate
4 g Ballaststoffe
167 mg Cholesterin

Altdeutscher Krautstrudel

Pro Portion
3980/910 kJ/kcal
66 g Eiweiß
66 g Fett
60 g Kohlenhydrate
8 g Ballaststoffe
210 mg Cholesterin

Zutaten für 4 Personen

Strudelteig: 300 g Weizenmehl, Type 405 • 50 g Butter • 1 Ei Jodsalz • 1/8 l Mineralwasser

Füllung: 700 g Sauerkraut • 2 Zwiebeln • 400 g Schweinenacken • 1 EL Butterschmalz • Jodsalz, Pfeffer aus der Mühle 1/2 TL getrockneter Majoran • 1/4 l Gemüsebrühe 2 EL Butter • 100 g Sauerrahm

1 Mehl in eine Schüssel sieben. Butter schmelzen und auf das Mehl gießen. Ei, Jodsalz und Mineralwasser dazugeben. Alles schnell zu einem elastischen Teig verarbeiten, 30 Minuten ruhen lassen.

2 Sauerkraut auseinander zupfen. Zwiebeln abziehen und in feine Ringe schneiden. Das Fleisch waschen, trockentupfen und in 1 Zentimeter große Würfel schneiden.

3 Butterschmalz in einem Schmortopf erhitzen und die Zwiebeln darin glasig andünsten. Fleisch dazugeben und von allen Seiten anbraten. Sauerkraut dazugeben. Mit Jodsalz, Pfeffer und Majoran würzen.

4 Mit Gemüsebrühe aufgießen und unter gelegentlichem Umrühren etwa 30 Minuten garen, bis die Flüssigkeit verdampft ist.

5 Backofen auf 220 °C (Gas Stufe 4) vorheizen. Teig halbieren und die Hälften auf einem bemehlten Küchentuch dünn ausrollen. Strudelteig über den Handrücken papierdünn ausziehen. Den ausgezogenen Teig mit zerlassener Butter bestreichen.

6 Die Krautfüllung auf die Teigplatten verteilen. Mit Hilfe des Küchentuchs nacheinander zusammenrollen, vorn und hinten gut verschließen, am besten die Enden mit einer Gabel fest zusammendrücken. Anschließend die beiden Strudelhälften mit Sauerrahm bestreichen. Auf einem gut gefetteten Backblech den Strudel auf der mittleren Schiene im vorgeheizten Backofen 40 bis 50 Minuten backen, dabei immer wieder mit etwas Sauerrahm bestreichen.

7 Den Strudel aus dem Backofen nehmen, abkühlen lassen, in Scheiben schneiden und anrichten.

Sauerkraut in Blätterteig

Zutaten für 2 Personen

1 Zwiebel • 1 TL Butterschmalz • 400 g Sauerkraut
150 g Salami • 1/8 l Fleischbrühe • 1/2 TL Kümmel • Zucker
Jodsalz, Pfeffer aus der Mühle • 300 g Blätterteig • 1 Ei

1 Die Zwiebel abziehen und würfeln. Butterschmalz erhitzen und die Zwiebel darin andünsten. Sauerkraut auflockern und dazugeben.

2 Salami in kleine Würfel schneiden und unter das Sauerkraut heben. Mit Fleischbrühe aufgießen und mit Kümmel, Zucker, Jodsalz und Pfeffer würzen. Das Ganze etwa 30 Minuten garen.

3 Den Blätterteig dünn ausrollen und das gut abgetropfte und erkaltete Sauerkraut auf 2/3 des Teigs verteilen, das andere Teigdrittel darüber geben und fest andrücken. Aus den Teigresten Verzierungen formen und darauflegen.

4 Das Ei verquirlen und den Blätterteig damit bestreichen. Mit Kümmel bestreuen und auf ein mit Backpapier belegtes Backblech geben.

5 Im vorgeheizten Backofen bei 200 °C (Gas Stufe 3) etwa 20 bis 30 Minuten backen.

Pro Portion
3182/1144 kJ/kcal
27 g Eiweiß
85 g Fett
57 g Kohlenhydrate
6 g Ballaststoffe
339 mg Cholesterin

Deftige Sauerkrautmaultaschen

Pro Portion
3553/850 kJ/kcal
41 g Eiweiß
48 g Fett
50 g Kohlenhydrate
13 g Ballaststoffe
360 mg Cholesterin

Zutaten für 2 Personen
Teig: 100 g Mehl • Jodsalz • 1 Ei
Füllung: 80 g magerer Speck • 200 g rohes Sauerkraut
1 TL Butter • 1 Ei • 2 EL Sahne
Sauce: 150 g Rinderhackfleisch • 1 TL Butterschmalz
1 gehackte Knoblauchzehe • 100 g Wurzelgemüse (Lauch, Sellerie, Karotten) • 100 g Paprikaschoten • 1/8 l Instant-Bratensauce • 1/8 l Tomatensaft • Pfeffer aus der Mühle
1 TL Paprikapulver

1 Das Mehl mit 1 Prise Salz, 1 bis 2 Esslöffeln Wasser und dem Ei zu einem elastischen Teig verkneten. Den Teig unter einer vorgewärmten Schüssel etwa 1/2 Stunde ruhen lassen.

2 Den Speck in kleine Würfel schneiden und anbraten. Das Sauerkraut fein hacken, den Speck dazugeben und gut vermengen. Den Teig auf einer bemehlten Arbeitsfläche so dünn wie möglich ausrollen und daraus runde Scheiben von etwa 8 Zentimeter Durchmesser ausstechen.

3 Die Sahne mit dem Ei verquirlen und die Ränder damit bestreichen. In die Mitte jeder Teigscheibe etwas Sauerkraut-Speck-Masse geben. Die Scheiben zusammenklappen und die Ränder fest mit einer Gabel andrücken.

4 Die Maultaschen in kochendem Salzwasser etwa 10 bis 12 Minuten garen. Herausnehmen, gut abtropfen lassen und in zerlassener Butter von beiden Seiten leicht anbraten.

5 Das Rinderhackfleisch in Butterschmalz anbraten und die gehackte Knoblauchzehe, das klein geschnittene Wurzelgemüse und die in kleine

Würfel geschnittenen Paprikaschoten dazugeben. Mit Instant-Bratensauce und Tomatensaft ablöschen, aufkochen und etwa 10 Minuten leise kochen lassen.

6 Die Sauce mit Pfeffer aus der Mühle und Paprikapulver kräftig abschmecken und auf Tellern verteilen. Die Maultaschen darauf setzen und servieren.

Leber mit Paprikasauerkraut

Zutaten für 2 Personen

300 g Rinderleber • 1 Zwiebel • 100 g Champignons 1/2 rote Paprikaschote • 1 TL Keimöl • 200 g Sauerkraut (vorgegart) • 1 EL Sojasauce • 1/8 l Gemüsebrühe • Jodsalz, Pfeffer aus der Mühle • Paprikapulver • frisches Basilikum

1 Die Rinderleber mit kaltem Wasser abspülen, trockentupfen und in Streifen schneiden. Die Zwiebel abziehen und in feine Würfel schneiden. Die Champignons putzen und in Scheiben schneiden. Paprikaschote entkernen, waschen und in Streifen schneiden.

2 Das Keimöl in einer beschichteten Pfanne erhitzen und die Zwiebelwürfel darin leicht andünsten. Das Sauerkraut auflockern, klein schneiden und mit der Leber, den Champignons und den Paprikastreifen dazugeben und andünsten lassen.

3 Mit der Sojasauce und der Brühe auffüllen, etwa 10 Minuten durchkochen lassen und das Gericht mit Jodsalz, Pfeffer aus der Mühle und Paprikapulver abschmecken.

Das Basilikum waschen, trockenschwenken und in feine Streifen schneiden. Darunter mischen und anrichten.

Pro Portion

1284/307 kJ/kcal
35 g Eiweiß
10 g Fett
13 g Kohlenhydrate
7 g Ballaststoffe
405 mg Cholesterin

Reh-Sauerkraut-Hacksteaks

Pro Portion
1006/206 kJ/kcal
54 g Eiweiß
68 g Fett
34 g Kohlenhydrate
12 g Ballaststoffe
154 mg Cholesterin

Zutaten für 2 Personen

1 Zwiebel • 50 g geräucherter Bauchspeck • 200 g Sauerkraut • 1/8 l Gemüsebrühe • 1 Lorbeerblatt • 4 Wacholderbeeren • 4 schwarze Pfefferkörner • 1 Brötchen • 300 g Rehfleisch (ohne Knochen und Sehnen) • 50 g Champignons frische Petersilie • 1 Ei • Jodsalz, Pfeffer aus der Mühle Thymian, Rosmarin, Majoran • 2 EL Wildpreiselbeeren 100 g gehobelte Mandeln • 1 EL Butterschmalz

Sauce: 1 TL Butter • 100 g Pfifferlinge • 1/4 l Instant-Bratensauce • 2 EL Sahne • Jodsalz, Pfeffer aus der Mühle

1 Zwiebel abziehen, in kleine Würfel schneiden. Speck fein würfeln und mit Zwiebeln und Sauerkraut in wenig Brühe erhitzen. Lorbeerblatt, Wacholderbeeren und Pfefferkörner dazugeben und einkochen lassen.

2 Die Gewürze entfernen und das Brötchen in der Zwiebel-Speck-Brühe einweichen. Das Rehfleisch waschen, trockentupfen und mit der Brötchenmasse durch den Fleischwolf drehen. Champignons putzen, in feine Würfel schneiden und unter die Masse mengen.

3 Petersilie waschen, trockenschütteln, fein hacken und mit dem Ei dazugeben. Das Ganze zu einem Fleischteig vermengen und mit Jodsalz, Pfeffer aus der Mühle, Thymian, Rosmarin und Majoran würzen.

4 Aus der Masse ovale Hacksteaks formen, in der Mitte eine kleine Vertiefung eindrücken, 1 Messerspitze Wildpreiselbeeren hineingeben und die Hacksteaks dann verschließen. In gehobelten Mandeln wenden und in heißem Butterschmalz von beiden Seiten braten.

5 Butter schmelzen und klein geschnittene Pfifferlinge darin andünsten. Mit Bratensauce und Sahne auffüllen, einkochen lassen und mit Salz und Pfeffer abschmecken. Die Hacksteaks auf Tellern anrichten und mit der Pfifferlingsauce umgießen. Dazu passen Semmelknödel.

Sauerkraut-Kümmelfleisch

Zutaten für 2 Personen

360 g Schweinenacken • 100 g Zwiebeln • 1 TL Butterschmalz • Kümmel • Majoran • Pfeffer aus der Mühle
1 EL Mehl • 1/2 l Fleischbrühe • Jodsalz, Pfeffer aus der Mühle
200 g Sauerkraut • 1 kleines Bund Schnittlauch
Bratkartoffeln: 400 g Kartoffeln • Kümmel • 1 TL Butterschmalz • Petersilie • Majoran • Jodsalz, Pfeffer

Pro Portion
2458/588 kJ/kcal
45 g Eiweiß
20 g Fett
45 g Kohlenhydrate
10 g Ballaststoffe
137 mg Cholesterin

1 Schweinenacken in mundgerechte Würfel schneiden. Zwiebeln abziehen und würfeln.

2 Kartoffeln mit etwas Kümmel kochen, abgießen, pellen und in Scheiben schneiden.

3 Butterschmalz erhitzen und die Zwiebelwürfel glasig andünsten. Das Fleisch dazugeben und anbraten. Mit Kümmel, Majoran und Pfeffer würzen. Mit Mehl bestäuben und mit Fleischbrühe auffüllen. Ca. 20 Minuten garen und mit Salz würzen.

4 Butterschmalz erhitzen und die Kartoffelscheiben darin anbraten. Mit Petersilie, Kümmel, Majoran, Jodsalz und Pfeffer würzen.

5 Das Sauerkraut abtropfen lassen und zum Fleisch geben. Nur noch erhitzen und mit Jodsalz und Pfeffer abschmecken. Mit den Bratkartoffeln anrichten und mit Schnittlauchröllchen bestreuen.

Schweinelendchen mit Sauerkraut

Pro Portion
1785/427 kJ/kcal
35 g Eiweiß
15 g Fett
29 g Kohlenhydrate
5 g Ballaststoffe
114 mg Cholesterin

Zutaten für 2 Personen

320 g Schweinelende (ausgelöstes Kotelett) • Jodsalz, Pfeffer aus der Mühle • 1 TL Butterschmalz • 1/4 l Ananassaft 1/4 l Wasser • 300 g Sauerkraut • 150 g Ananas (Dose) Koriander • 2 Gewürznelken • 1 EL Apfelessig • 1 EL Honig

1 Schweinelende mit Jodsalz und Pfeffer würzen, in Butterschmalz anbraten. Mit Ananassaft und Wasser aufgießen.

2 Sauerkraut auflockern und hacken. Ananasscheiben würfeln und mit dem Kraut zum Fleisch geben.

3 Das Ganze mit Koriander, Gewürznelken, Apfelessig und Honig würzen. Die Zutaten etwa 25 bis 30 Minuten schmoren. Das Ananassauerkraut nochmals mit Apfelessig und Honig süßsauer abschmecken.

4 Die Schweinelende in Scheiben schneiden und mit dem Ananassauerkraut anrichten.

Überbackenes Kalbskotelett

Pro Portion
2208/528 kJ/kcal
52 g Eiweiß
28 g Fett
5 g Kohlenhydrate
3 g Ballaststoffe
182 mg Cholesterin

Zutaten für 2 Personen

120 g Sauerkraut • 1 TL Rapsöl • 1 gekochtes Eiweiß • Jodsalz Pfeffer aus der Mühle • 2 Tomaten • 2 Kalbskoteletts 1 TL Butterschmalz • 60 g geriebener Emmentaler

1 Sauerkraut auspressen und mit Öl im Mixer pürieren. Gekochtes Eiweiß hacken und darunter mischen. Mus mit Salz und Pfeffer würzen.

2 Tomaten überbrühen, häuten, vierteln, entkernen und würfeln. Kalbskoteletts waschen, trockentupfen, leicht klopfen und mit Jodsalz und Pfeffer würzen. Butterschmalz erhitzen und die Koteletts von beiden Seiten darin gut anbraten.

3 Die Koteletts mit dem Sauerkrautmus bestreichen. Mit geriebenem Emmentaler Käse und den Tomatenwürfeln bestreuen und leicht andrücken. Im vorgeheizten Backofen bei 180 °C (Gas Stufe 2) etwa 15 Minuten überbacken. Das fertige Gericht aus dem Ofen nehmen und anrichten.

Quark-Sauerkraut-Auflauf

Zutaten für 2 Personen

Teig: 250 g Magerquark • 50 g Mehl • 100 g Crème fraîche 4 Eigelbe • 100 g geriebener Emmentaler • 1 EL Sojasauce 2 cl Weinbrand

Füllung: 200 g Lauch • 1 TL Butter • 200 g Kasseler Rippchen 400 g Sauerkraut • Estragon • Majoran • Jodsalz, Pfeffer aus der Mühle • 4 Eiweiße • 2 EL Sonnenblumenkerne

Pro Portion

3583/852 kJ/kcal
53 g Eiweiß
53 g Fett
36 g Kohlenhydrate
10 g Ballaststoffe
827 mg Cholesterin

1 Aus dem Quark, dem Mehl, der Crème fraîche, den Eigelben, geriebenem Emmentaler, Sojasauce und Weinbrand einen Teig rühren.

2 Den Lauch waschen und in Scheiben schneiden. Butter schmelzen und den Lauch darin andünsten. Das Kasseler in kleine Würfel schneiden.

3 2/3 des Teigs in eine gebutterte Auflaufform geben, das Kraut locker darauf verteilen und mit Estragon, Majoran, Salz und Pfeffer würzen.

4 Kasseler und Lauch darüber geben. Das Eiweiß steif schlagen und unter den restlichen Teig geben. Diese Masse darüber geben, mit Sonnenblumenkernen bestreuen und im Backofen bei 200 °C (Gas Stufe 3) etwa 45 Minuten backen.

Sauerkrautgratin mit Kasseler

Pro Portion
1950/464 kJ/kcal
30 g Eiweiß
24 g Fett
33 g Kohlenhydrate
8 g Ballaststoffe
82 mg Cholesterin

Zutaten für 2 Personen
2 Zwiebeln • 2 kleine Äpfel • 1 TL Butterschmalz 400 g Sauerkraut • 0,1 l Apfelwein • 150 g Naturjoghurt Jodsalz, Pfeffer aus der Mühle • 300 g Kasseler in dicken Scheiben (ohne Knochen) • 1 TL Butter für die Form • 1 Paket Pumpernickel • 4 EL geriebener Emmentaler • 6 Radieschen

1 Die Zwiebeln abziehen und in feine Würfel schneiden. Die Äpfel schälen, entkernen und in feine Würfel schneiden. Butterschmalz erhitzen und die Zwiebel- und Apfelwürfel darin glasig andünsten.

2 Das Sauerkraut auflockern und dazugeben, mit Apfelwein ablöschen, den Joghurt darunter rühren und mit Jodsalz und Pfeffer aus der Mühle würzen. Das Kasseler in Würfel schneiden und unter die Sauerkrautmasse mischen.

3 Eine gefettete Auflaufform mit Pumpernickelscheiben auslegen, die Sauerkrautmasse darauf verteilen und im vorgeheizten Backofen bei 200 °C (Gas Stufe 3) etwa 30 Minuten backen.

4 Den geriebenen Emmentaler darüber streuen und nochmals 10 Minuten überbacken. Die Radieschen raspeln und über den fertigen Auflauf streuen.

Tipp Insbesondere unter einer Käseschicht hält Sauerkraut lange die Hitze. Deshalb sollten Sie die ersten Bissen dieses Gratins mit Vorsicht genießen, damit Sie sich nicht verbrennen. Achten Sie auch darauf, dass Kinder nicht zu gierig anfangen zu essen. Günstig ist es, wenn Sie das Gratin vor dem Servieren in der Küche anschneiden.

Mit Sauerkraut gefülltes Eisbein

Zutaten für 2 Personen

Füllung: 200 g Sauerkraut • 100 g Bratwurstbrät (rohe Bratwurst) • Kümmel • Majoran • Pfeffer aus der Mühle

Außerdem: 1 Eisbein (etwa 800 g mit Knochen) • Küchengarn oder Zahnstocher zum Zusammenhalten

1/2 l Fleischbrühe • 200 g Wurzelgemüse (Zwiebeln, Karotten, Lauch, Sellerie) • 1 Lorbeerblatt • 4 Wacholderbeeren • 4 schwarze Pfefferkörner

Pro Portion

3261/780 kJ/kcal
65 g Eiweiß
43 g Fett
18 g Kohlenhydrate
12 g Ballaststoffe
197 mg Cholesterin

1 Sauerkraut gut abtropfen lassen und klein hacken. Mit dem Bratwurstbrät gut vermengen und mit Kümmel, Majoran und Pfeffer aus der Mühle würzen.

2 Das Eisbein entbeinen (oder beim Metzger vorbereiten lassen) und mit der vorbereiteten Sauerkrautmasse füllen. (Nicht salzen, da das Eisbein bereits mit Pökelsalz gesalzen ist.) Haxe dann mit Küchengarn oder Zahnstochern zusammenhalten.

3 Das Eisbein in heiße Brühe mit dem Wurzelgemüse geben, Lorbeerblatt, Wacholderbeeren und Pfefferkörner dazugeben und im Backofen bei 180 °C (Gas Stufe 2) 40 bis 50 Minuten garen. Das Eisbein herausnehmen und in Scheiben schneiden. Dazu passt Kartoffelpüree.

Tipp Wenn Sie es als lästig empfinden, nach dem Kochen Lorbeerblätter, Wacholderbeeren oder auch Nelken wieder aus dem Sauerkrautgericht herauszufischen, dann würzen Sie es doch einmal mit ätherischen Ölen. Wacholder-, Lorbeer- und Nelkenöl in kontrollierter Lebensmittelqualität erhalten Sie in der Apotheke oder im Naturkostladen.

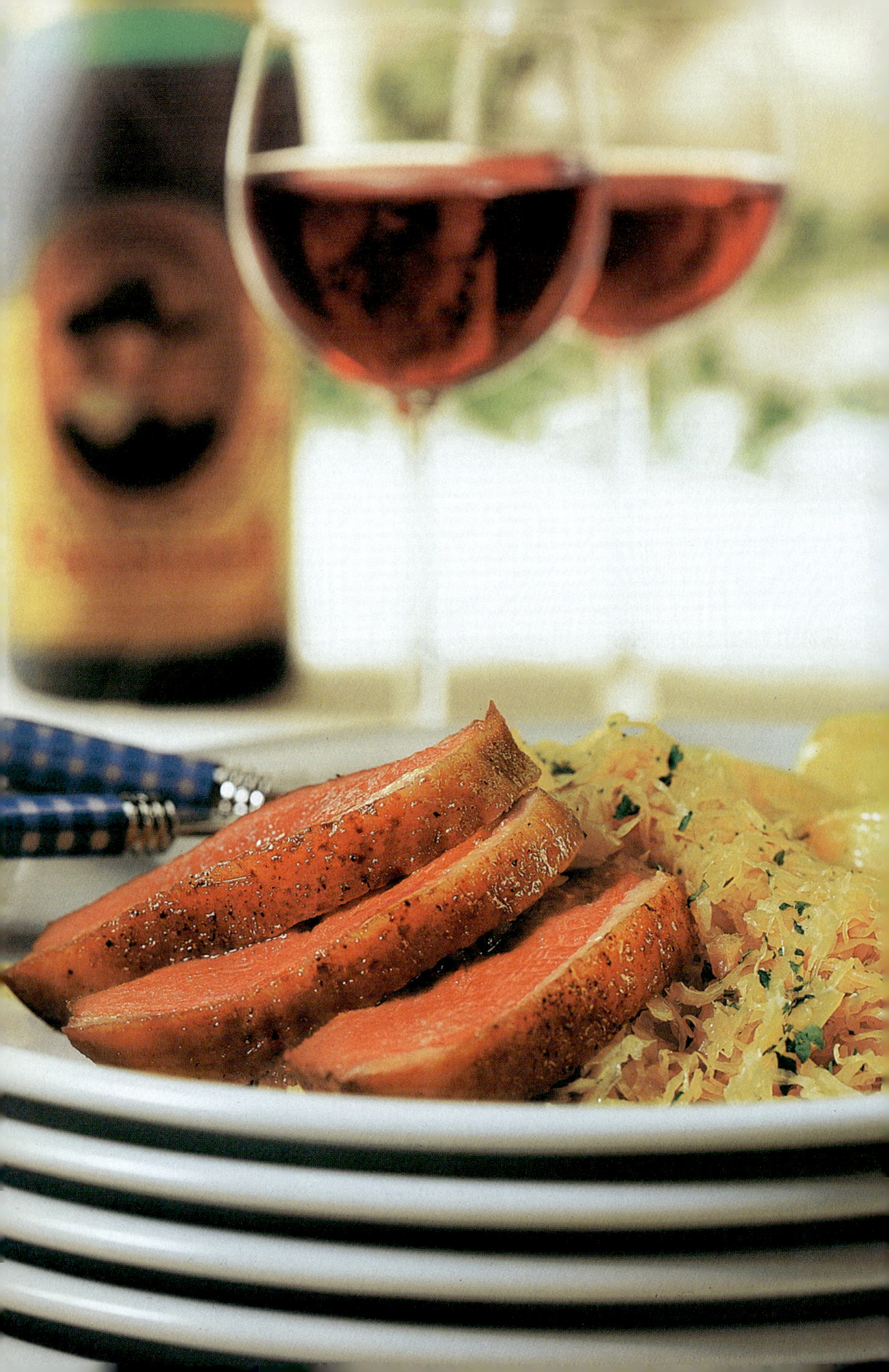

Geflügelvariationen

Immer wieder gern gegessen – Geflügel, kombiniert mit Gemüse, Getreide und Früchten oder eben Sauerkraut. Geflügel ist gut verdaulich, enthält viel Eiweiß und wenig Fett und ist somit für eine gesunde und leichte Küche optimal.

Entenbrüstchen auf Weinsauerkraut

Zutaten für 2 Personen

1 Zwiebel • 1 EL Butter • 300 g Weinsauerkraut • 2 EL Sojasauce • 1/8 l trockener Weißwein • 1 EL Puderzucker Jodsalz, Pfeffer aus der Mühle • 1 Flugentenbrüstchen (ca. 360 g) • 1 TL getrockneter Beifuß

1 Die Zwiebel abziehen und fein würfeln. Die Butter in einem Schmortopf schmelzen, die Zwiebelwürfel darin glasig andünsten.

2 Das Weinsauerkraut dazugeben. Mit Sojasauce und Weißwein angießen, den Puderzucker einstreuen. Etwa 15 Minuten kochen, bis die Flüssigkeit verdampft ist und das Kraut leicht karamellisiert. Mit Salz und Pfeffer abschmecken.

3 Inzwischen das Entenbrüstchen abbrausen, trockentupfen, mit Jodsalz, Pfeffer aus der Mühle und Beifuß würzen. Das Entenbrüstchen in erhitztem Butterschmalz auf beiden Seiten etwa 5 Minuten braten.

4 Das Weinsauerkraut auf vorgewärmte Teller verteilen. Die Entenbrüstchen in Scheiben schneiden und um das Kraut anrichten. Dazu passen Butterkartoffeln.

Pro Portion

2180/519 kJ/kcal
35 g Eiweiß
36 g Fett
7 g Kohlenhydrate
7 g Ballaststoffe
137 mg Cholesterin

Sauerkraut klassisch: mit Fleisch. Statt der deftigen Variante mit Eisbein sollten Sie es einmal mit Entenbrust probieren.

Gefüllte Hähnchenbrust

Pro Portion
1518/364 kJ/kcal
48 g Eiweiß
13 g Fett
13 g Kohlenhydrate
5 g Ballaststoffe
148 mg Cholesterin

Zutaten für 2 Personen

200 g Aprikosen (Dose) • 200 g Sauerkraut • 1/2 TL gemahlener Kümmel • 1/4 TL getrockneter Estragon • 2 Hähnchenbrustfilets (à 200 g) • 4 Zahnstocher • Jodsalz, Pfeffer aus der Mühle • 1 TL Butterschmalz • 1/4 l Gemüsebrühe 2 cl Cognac • 2 EL Crème fraîche

1 Die Aprikosen mit dem Saft im Mixer fein pürieren. Das Sauerkraut auseinander zupfen und fein hacken. Zusammen mit dem Aprikosenpüree, dem Kümmelpulver und dem getrockneten Estragon in einem kleinen Schmortopf bei geringer Hitze etwa 20 Minuten einkochen lassen.

2 Die Hähnchenbrustfilets waschen, trockentupfen und jeweils eine kleine Tasche hineinschneiden. Die Filets mit der Sauerkrautmasse füllen, die Öffnungen mit Zahnstochern zusammenstecken und mit Jodsalz und Pfeffer aus der Mühle würzen.

3 Butterschmalz in einer Pfanne erhitzen und das Fleisch auf beiden Seiten gut anbraten. Mit Gemüsebrühe aufgießen und das Ganze im Backofen bei 200 °C (Gas Stufe 3) etwa 15 Minuten braten lassen.

4 Den Bratenfond in einen kleinen Topf umfüllen und den Cognac dazugeben. Die Sauce etwas einkochen lassen. Crème fraîche dazugeben und das Ganze sämig einkochen lassen. Die Sauce mit etwas Jodsalz und Pfeffer abschmecken.

5 Die Zahnstocher aus den Hähnchenbrustfilets entfernen und die Filets in Scheiben schneiden. Die Sauce darüber gießen und servieren. Dazu passt körniger Reis mit gebräunten Mandeln.

Gefüllte Putenschnitzel

Zutaten für 2 Personen

200 g Sauerkraut • 1 Apfel • 0,1 l Sekt • Jodsalz, Pfeffer aus der Mühle • 2 Putenschnitzel (à 180 g) • 4 Zahnstocher 1 TL Butterschmalz

1 Das Sauerkraut abtropfen lassen und klein schneiden. Den Apfel schälen, entkernen, in feine Scheiben schneiden und mit dem Sauerkraut und dem Sekt weich dünsten, bis keine Flüssigkeit mehr vorhanden ist. Mit Salz und Pfeffer würzen und erkalten lassen.

2 Die Putenschnitzel waschen, trockentupfen, jeweils eine Tasche hineinschneiden und leicht klopfen. Die abgekühlte Sauerkrautmischung einfüllen und mit einem Zahnstocher zusammenstecken.

3 Die Schnitzel salzen, pfeffern und in heißem Butterschmalz bei mittlerer Hitze auf beiden Seiten langsam braten. Dazu passen Butterkartoffeln.

Pro Portion
2072/493 kJ/kcal
36 g Eiweiß
32 g Fett
7 g Kohlenhydrate
3 g Ballaststoffe
145 mg Cholesterin

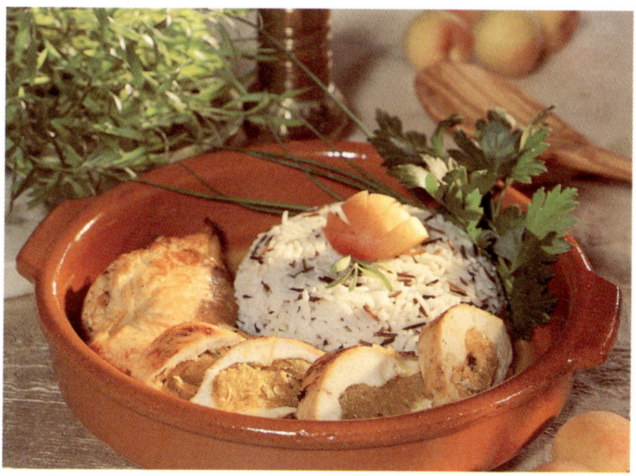

Die gefüllte Hähnchenbrust schmeckt am besten mit einer Wildreismischung.

Putenroulade auf Pilzsauerkraut

Pro Portion
1426/339 kJ/kcal
25 g Eiweiß
20 g Fett
6 g Kohlenhydrate
3 g Ballaststoffe
95 mg Cholesterin

Zutaten für 4 Personen
1/2 Zwiebel • 100 g Pfifferlinge oder andere Pilze • 1 TL Butterschmalz • 300 g Sauerkraut • 1/8 l trockener Weißwein 1/4 l Gemüsebrühe • Jodsalz, Pfeffer aus der Mühle Kümmel • 1 EL gehackte Kräuter (Petersilie, Dill, Schnittlauch) • 2 Putenschnitzel (à 180 g) • 1 Kugel Mozzarella (125 g) 1 Zweig Basilikum • 2 Scheiben Schinken • 2 Schalotten 1 EL Butterschmalz • 1/8 l Weißwein • 1/4 l Geflügelfond 1 Thymianzweig • 1 Lorbeerblatt • Balsamicoessig

1 Zwiebel abziehen und in feine Würfel schneiden. Pfifferlinge putzen und klein schneiden. Butterschmalz erhitzen und die Zwiebelwürfel darin glasig andünsten. Das Sauerkraut dazugeben und mit Weißwein und Gemüsebrühe aufgießen. Aufkochen lassen und die vorbereiteten Pfifferlinge dazugeben. Mit Jodsalz, Pfeffer, Kümmel und frischen Kräutern würzen. Das Ganze etwa 20 Minuten garen und nochmals abschmecken.

2 Die Putenschnitzel waschen, trockentupfen und zwischen zwei Klarsichtfolien etwa 5 Millimeter flach klopfen. Die Schnitzel von beiden Seiten mit Jodsalz und Pfeffer aus der Mühle würzen. Mozzarella in 4 dünne Scheiben schneiden und mit den Basilikumblättern und dem Schinken in die Mitte der Schnitzel setzen. Als Rouladen einrollen und mit Küchengarn binden.

3 Schalotten klein schneiden und in heißem Butterschmalz anschwitzen. Die Rouladen darauf setzen und rundherum anbraten. Mit dem Wein und dem Geflügelfond aufgießen. Thymianzweig und Lorbeerblatt dazugeben und aufkochen.

4 Im Backofen bei 200 °C (Gas Stufe 3) etwa 20 Minuten garen. Den Thymianzweig und das Lorbeerblatt entfernen. Die Sauce durch ein feines Sieb passieren, mit Balsamicoessig abschmecken.

Sauerkrautquiche

Zutaten für 2 Personen

250 g Mehl • 100 g Butter • 3 EL Wasser • Jodsalz • 250 g geräucherte Putenbrust in Scheiben • 2 gekochte Kartoffeln
1 Stange Lauch • 500 g Sauerkraut • 1/4 l Milch
250 g Sahne • 4 Eier • Pfeffer aus der Mühle • frischer Kerbel

Pro Portion
3773/898 kJ/kcal
32 g Eiweiß
58 g Fett
60 g Kohlenhydrate
6 g Ballaststoffe
492 mg Cholesterin

1 Mehl sieben und mit Butter, Wasser und etwas Jodsalz zu einem Mürbeteig kneten. In Folie wickeln und etwa 1 Stunde ruhen lassen.

2 Putenbrustscheiben zusammenrollen und in Streifen schneiden. Kartoffeln würfeln. Lauch waschen und in dünne Scheiben schneiden.

3 Den Teig dünn ausrollen und eine Springform (ca. 28 Zentimeter Durchmesser) damit auslegen; der Rand sollte 2 Zentimeter hoch sein. Das Sauerkraut auflockern, klein schneiden und mit dem Putenfleisch darauf verteilen.

4 Zuletzt die Kartoffeln und die Lauchscheiben darüber geben. Die Milch mit der Sahne und den Eiern mit einem Schneebesen verquirlen, mit Jodsalz und Pfeffer aus der Mühle kräftig würzen und über die Sauerkrautfüllung geben.

5 Im vorgeheizten Backofen bei 200 °C (Gas Stufe 3) ca. 40 Minuten backen. Aus dem Ofen nehmen und mit Kerbel garnieren. Dazu passt Kopfsalat mit Tomaten in Kräuterdressing.

Putenbrust mit Papayasauerkraut

Pro Portion
3103/738 kJ/kcal
40 g Eiweiß
48 g Fett
12 g Kohlenhydrate
2 g Ballaststoffe
200 mg Cholesterin

Zutaten für 4 Personen

200 g Sauerkraut • 1 kleine Papaya • 1 EL Butter • 1/8 l Sekt Jodsalz, Pfeffer aus der Mühle • 1 Prise Zucker • 400 g Putenbrustfilet (ohne Haut) • 1 TL Butterschmalz • 0,1 l Weißwein 1/8 l Gemüsebrühe • 2 EL Sahne

1 Das Sauerkraut zerzupfen und klein schneiden. Die Papayafrucht schälen, entkernen und in feine Streifen schneiden. Butter in einer Pfanne schmelzen und die Papayastreifen darin kurz anschwitzen. Aus der Pfanne nehmen und beiseite stellen.

2 Das Sauerkraut in die Bratbutter geben, andünsten, mit dem Sekt ablöschen und die Flüssigkeit etwas einkochen lassen. Mit Jodsalz, Pfeffer aus der Mühle und Zucker abschmecken. Papayastreifen untermengen und das Gemisch abkühlen lassen.

3 In die Putenbrust eine Tasche schneiden und mit der Sauerkrautmischung füllen. Die Öffnungen mit Küchengarn zunähen oder mit Zahnstochern zusammenheften. Mit Jodsalz und Pfeffer aus der Mühle auf beiden Seiten würzen.

4 Butterschmalz in einer Pfanne zum Schmelzen bringen und die Putenbrust darin von allen Seiten anbraten. Mit Weißwein und Gemüsebrühe ablöschen und zugedeckt etwa 20 Minuten bei geringer Hitze gar schmoren.

5 Küchengarn oder Zahnstocher entfernen und das Putenfilet aufschneiden. Die Bratensauce mit der Sahne verfeinern und mit Jodsalz und Pfeffer aus der Mühle abschmecken. Dazu passen als Beilage Kartoffelplätzchen.

Putensauerbraten

Zutaten für 2 Personen
1 Putenoberkeule (ca. 440 g) • 200 g Wurzelgemüse (Zwiebeln, Lauch, Sellerie, Karotten) • 1/8 l Rotweinessig 1/4 l Wasser • 1/8 l Rotwein • 2 Lorbeerblätter • 4 Wacholderbeeren • Jodsalz, Pfeffer aus der Mühle • 1 TL Butterschmalz 100 g Wurzelwerk (Zwiebeln, Karotten, Petersilienwurzeln) 1 TL Mehl • 1 EL Tomatenmark
Sauerkrautnudeln: 200 g Eiernudeln • 100 g Gemüse (Lauch, Karotten, Sellerie) • 160 g gekochtes Sauerkraut Jodsalz, Pfeffer aus der Mühle • 1 TL Butterschmalz

Pro Portion
1940/464 kJ/kcal
43 g Eiweiß
11 g Fett
39 g Kohlenhydrate
6 g Ballaststoffe
304 mg Cholesterin

1 Die Putenoberkeule auslösen, waschen, trockentupfen und zusammenbinden. Zwiebeln, Lauch, Sellerie, Karotten putzen und klein schneiden. In Essig, Wasser und Rotwein kurz erhitzen, mit Lorbeer und Wacholderbeeren würzen und die Keule darin 1 bis 2 Tage einlegen.

2 Butterschmalz erhitzen und das klein geschnittene Wurzelwerk darin andünsten. Die Putenoberkeule salzen, pfeffern, dazugeben und rund herum anbraten, herausnehmen und das Wurzelwerk mit Mehl bestäuben, Tomatenmark dazugeben und alles dünsten. Mit der Beize aufgießen und aufkochen lassen. Die Putenoberkeule wieder dazugeben und bei schwacher Hitze etwa 40 Minuten schmoren lassen.

3 Die Eiernudeln nach Packungsanleitung bissfest garen. Das Gemüse waschen, schälen und in feine Streifen schneiden. In etwas Butterschmalz mit dem Sauerkraut andünsten. Salzen, pfeffern und die Eiernudeln dazugeben.

4 Sauerbraten aufschneiden und mit den Sauerkrautnudeln servieren.

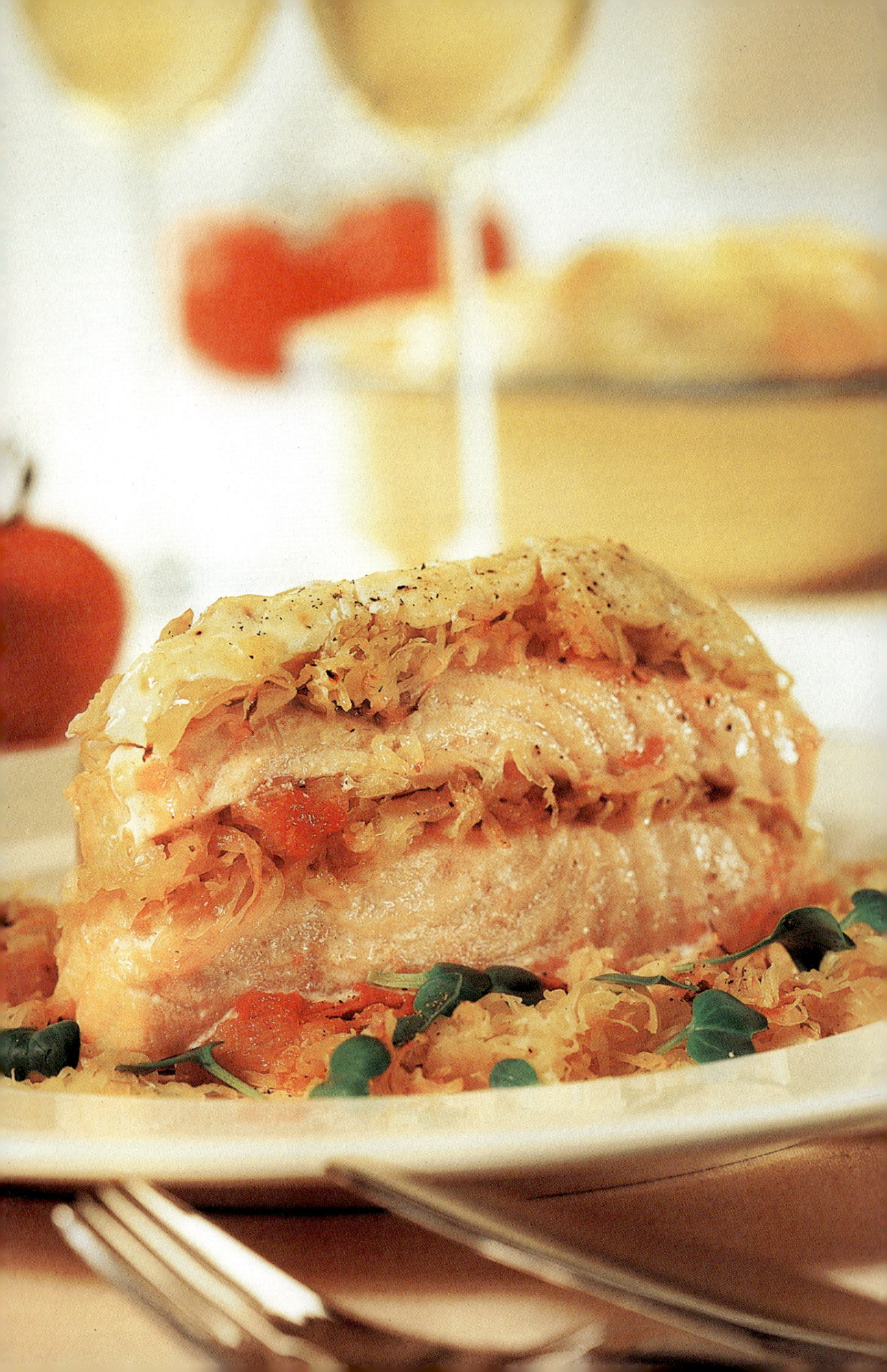

Fischgerichte

Die edle Küche hat in den letzten Jahren das bodenständige Sauerkraut wieder in den Gourmethimmel aufgenommen. Herausgekommen sind dabei köstliche und den Gaumen verwöhnende Sauerkrautkompositionen, die bestens mit dem eher milden Fischgeschmack harmonieren.

Lachsauflauf

Zutaten für 2 Personen

4 Scheiben Lachsfilet (à 90 g) • 1 EL Zitronensaft • Jodsalz, Pfeffer aus der Mühle • 200 g Tomaten • 300 Sauerkraut 1 TL Butter • 1/4 l Weißwein • 150 g Crème fraîche

1 Backofen auf 200 °C (Gas Stufe 3) vorheizen. Lachsfilets abbrausen, trockentupfen und mit Zitronensaft beträufeln. Mit Jodsalz und Pfeffer würzen.

2 Tomaten überbrühen, häuten, entkernen und fein würfeln. Sauerkraut auflockern und grob hacken. Eine Auflaufform mit Butter ausstreichen. Den Boden mit Sauerkraut bedecken und die Hälfte der Tomatenwürfel darüber streuen. 2 Scheiben Lachsfilet darauf legen.

3 Mit Sauerkraut bedecken und den Rest der Tomaten darüber streuen. Die anderen beiden Lachsscheiben darauf legen und mit Kraut bedecken.

4 Den Wein mit der Crème fraîche verrühren, mit Jodsalz und Pfeffer würzen und über den Auflauf gießen. Im Backofen etwa 30 Minuten garen.

Pro Portion

2713/649 kJ/kcal
47 g Eiweiß
32 g Fett
13 g Kohlenhydrate
5 g Ballaststoffe
175 mg Cholesterin

Überzeugen Sie sich selbst, dass Sauerkraut auch zur feinen Küche passt. Der Lachsauflauf ist ein Beleg dafür.

Zanderfilet auf Champagnerkraut

Pro Portion
2727/649 kJ/kcal
44 g Eiweiß
35 g Fett
24 g Kohlenhydrate
6 g Ballaststoffe
8 mg Cholesterin

Zutaten für 2 Personen
100 g weiße Trauben • 300 g Sauerkraut • 1/8 l Sekt Jodsalz, weißer Pfeffer • Zucker
Fischsauce: 1/8 l Weißwein • 50 g Schalotten • Dill Estragon • 3 zerdrückte Pfefferkörner • 1/8 l Fischfond 1 EL Zitronensaft • 50 g eiskalte Butterwürfelchen • Kräuterjodsalz • 2 EL geschlagene Sahne • 1 Karotte • 100 g Lauch 100 g Knollensellerie • 1/8 l Gemüsebrühe • 400 g Zanderfilet • 1 TL Butterschmalz • Kerbel

1 Weintrauben abziehen, halbieren und die Kerne entfernen. Mit dem Sauerkraut in Sekt weich dünsten und mit Salz, Pfeffer und wenig Zucker süßsauer würzen.
2 Für die Sauce den Weißwein mit den klein geschnittenen Schalotten und den Gewürzen kochen, bis die Flüssigkeit nahezu verdunstet ist. Fischfond dazugeben und einkochen lassen. Den Zitronensaft dazugeben. Die Sauce durch ein Sieb passieren. Die Butterwürfel mit dem Stabmixer darunter rühren. Sauce mit Kräuterjodsalz und weißem Pfeffer abschmecken, kurz vor dem Servieren erwärmen und dann die Schlagsahne darunter ziehen.
3 Das Gemüse putzen und in feine Streifen schneiden, in der Gemüsebrühe bissfest garen. Die Zanderfilets waschen, trockentupfen und mit Kräuterjodsalz und weißem Pfeffer würzen. In heißem Butterschmalz beidseitig kurz braten.
4 Sauerkraut auf Tellern anrichten. Zanderfilets darauf legen. Mit Sauce überziehen und mit den Gemüsestreifen und dem Kerbel garnieren. Dazu passen Petersilienkartoffeln.

Kabeljaufilet im Sauerkrautkranz

Zutaten für 2 Personen

1 Zwiebel • 1 TL Butterschmalz • 400 g Sauerkraut • 1 TL Butter für die Form • 400 g Kabeljaufilet • 1 TL Zitronensaft Jodsalz, Pfeffer aus der Mühle

Sauce: 2 Zwiebeln • 1 EL Rapsöl • 250 g Tomaten • 1 Bund frische Kräuter (Basilikum, Dill, Petersilie, Schnittlauch) 1 Prise Zucker

Pro Portion
2071/493 kJ/kcal
21 g Eiweiß
27 g Fett
7 g Kohlenhydrate
6 g Ballaststoffe
162 mg Cholesterin

1 Zwiebel abziehen und klein schneiden. In Butterschmalz in einem Schmortopf andünsten. Sauerkraut auseinander zupfen und dazugeben.

2 Zugedeckt etwa 15 Minuten bei geringer Hitze garen. Den Backofen auf 200 °C (Gas Stufe 3) vorheizen. Eine flache Auflaufform mit Butter ausstreichen.

3 Fischfilet waschen, trockentupfen und in mundgerechte Stücke schneiden. Mit Zitronensaft, Jodsalz und Pfeffer würzen und in der Mitte der Form anordnen. Das Sauerkraut ringsherum verteilen. Im vorgeheizten Backofen etwa 20 Minuten garen.

4 Inzwischen die Zwiebeln abziehen und in feine Würfel schneiden. Rapsöl erhitzen und die Zwiebeln darin glasig dünsten. Tomaten überbrühen, abziehen, entkernen, klein würfeln und zu den Zwiebeln geben.

5 Kräuter abbrausen, trockenschütteln, hacken und zur Sauce geben. Mit Jodsalz, Pfeffer und Zucker würzen, leicht einkochen lassen.

6 Die Sauce zum Fisch in die Auflaufform gießen und das Gericht bei 180 °C (Gas Stufe 2) im Backofen noch weitere 15 Minuten garen lassen. Dazu passen Butterkartoffeln mit fein geschnittenem Basilikum.

Kartoffel-Sauerkraut-Gratin

Pro Portion
2745/654 kJ/kcal
35 g Eiweiß
48 g Fett
20 g Kohlenhydrate
5 g Ballaststoffe
377 mg Cholesterin

Zutaten für 4 Personen
400 g Kartoffeln • 400 g Rotbarschfilet • Saft von 1 Zitrone 80 g Frühstücksspeck • 2 kleine Zwiebeln • 1 TL Butterschmalz • 1/4 l Gemüsebrühe • 300 g Sauerkraut 1/2 TL Kümmel • 4 Wacholderbeeren • 1 Lorbeerblatt Jodsalz, Pfeffer aus der Mühle • 1 Prise Zucker • 1 TL Butter weißer Pfeffer • 2 Eier • 200 g Sahne • 100 g geriebener Emmentaler

1 Die Kartoffeln waschen, mit der Schale in Salzwasser kochen, abgießen, pellen und in Scheiben schneiden. Rotbarschfilet in Streifen schneiden und mit Zitronensaft beträufeln. Frühstücksspeck würfeln. Die Zwiebeln abziehen und ebenfalls würfeln.

2 Butterschmalz schmelzen und die Zwiebelwürfel darin glasig dünsten. Speckwürfel dazugeben und mit der Gemüsebrühe aufgießen, aufkochen lassen und das Sauerkraut dazugeben.

3 Kümmel, Wacholderbeeren und Lorbeerblatt hinzufügen, etwa 20 Minuten zugedeckt bei geringer Hitze dünsten. Mit Jodsalz, Pfeffer und Zucker abschmecken.

4 Eine Auflaufform mit Butter ausstreichen, mit den Kartoffelscheiben Rand und Boden der Form belegen. Darauf das Sauerkraut geben.

5 Die Fischfiletstreifen mit Jodsalz und weißem Pfeffer würzen und auf dem Sauerkraut verteilen. Die Eier und die Sahne mit dem geriebenen Emmentaler verquirlen und über den Auflauf gießen.

6 Den Auflauf im vorgeheizten Backofen bei 220 °C (Gas Stufe 4) auf unterer Schiene 20 Minuten goldgelb backen.

Maischollenfilet in Blätterteig

Zutaten für 2 Personen

300 g Schollenfilet • Saft von 1/2 Zitrone • Jodsalz, weißer Pfeffer • Worcestersauce • 1 Zwiebel • 1 TL Schweineschmalz 300 g Sauerkraut • 1/8 l Weißwein • 4 Wacholderbeeren 1 Lorbeerblatt • 4 schwarze Pfefferkörner • 200 g Blätterteig 1 kleines Bund Kräuter (Dill, Petersilie, Kerbel, Schnittlauch) 1 Eigelb zum Bestreichen

1 Die Schollenfilets waschen, trockentupfen und mit Zitronensaft, Jodsalz, weißem Pfeffer und Worcestersauce marinieren. Einige Minuten in den Kühlschrank stellen.

2 Die Zwiebel abziehen, in feine Würfel schneiden und in Schweineschmalz glasig dünsten. Das Sauerkraut auflockern und dazugeben. Mit Weißwein auffüllen, Wacholderbeeren, Lorbeerblatt und Pfefferkörner dazugeben und etwa 30 Minuten kochen lassen. In ein Sieb schütten, abtropfen und auskühlen lassen.

3 Backofen auf 200 °C (Gas Stufe 3) vorheizen. Blätterteig rechteckig ausrollen und die untere Hälfte mit Sauerkraut belegen. Darauf Schollenfilets legen. Kräuter waschen, trockenschütteln, fein hacken und darüber verteilen.

4 Die Teigränder mit Eigelb bestreichen und zusammenrollen, auf ein mit Backpapier belegtes Backblech legen, so dass sich die Schollenfilets auf der Oberseite befinden. Mit verquirltem Eigelb einpinseln und mit einer Gabel einstechen. Mit Teigresten verzieren und diese ebenfalls mit Eigelb bepinseln.

5 Das Backblech in den Backofen schieben (mittlere Schiene) und die Schollenfilets etwa 20 Minuten goldgelb backen.

Pro Portion

3127/748 kJ/kcal
38 g Eiweiß
41 g Fett
36 g Kohlenhydrate
3 g Ballaststoffe
313 mg Cholesterin

Sauerkrautpaella

Pro Portion
1643/393 kJ/kcal
49 g Eiweiß
7 g Fett
16 g Kohlenhydrate
8 g Ballaststoffe
158 mg Cholesterin

Zutaten für 2 Personen

300 g Sauerkraut • 1/8 l Weißwein • 1/4 l Gemüsebrühe Jodsalz, Pfeffer aus der Mühle • 4 Wacholderbeeren 2 Lorbeerblätter • 150 g Hähnchenbrust • Saft von 1 Zitrone Paprikapulver • 100 g Lauch • 1 rote Paprikaschote 150 g Forellenfilet • 80 g Crevetten • 1 TL Rapsöl 50 g Erbsen (TK) • 1 Messerspitze Safranpulver

1 Das Sauerkraut auflockern und mit dem Weißwein und der Brühe aufkochen. Mit Jodsalz, Pfeffer aus der Mühle, Wacholderbeeren und Lorbeerblättern würzen. Das Ganze etwa 15 Minuten durchkochen lassen.

2 Die Hähnchenbrust waschen, trockentupfen, in mundgerechte Stücke schneiden und mit Zitronensaft, Jodsalz, Pfeffer aus der Mühle und Paprikapulver würzen.

3 Den Lauch waschen und in dünne Ringe schneiden. Paprikaschote entkernen, waschen und in Würfel schneiden. Das Forellenfilet waschen, trockentupfen, in mundgerechte Würfel schneiden und zusammen mit den Crevetten mit Zitronensaft, Jodsalz und Pfeffer marinieren.

4 Rapsöl in einer Pfanne erhitzen und die Hähnchenbrust darin von allen Seiten anbraten. Mit den Erbsen, den Paprikawürfeln und den Lauchringen zum Sauerkraut geben und das Ganze etwa 15 Minuten kochen lassen.

5 Das Safranpulver unter das Kraut rühren und die Fischstücke und Crevetten dazugeben. Alles gut umrühren und etwa 5 bis 8 Minuten weiter kochen lassen. Die Paella mit Jodsalz und Pfeffer aus der Mühle abschmecken und anrichten.

Buntes Krautgemüse mit Seelachs

Zutaten für 2 Personen

1 Zwiebel • 1 Knoblauchzehe • 2 TL Butterschmalz 100 g Austernpilze • 300 g Sauerkraut • 1/8 l Gemüsebrühe 2 Karotten • 200 g Brokkoli • 400 g Seelachsfilet • 1 TL Zitronensaft • Jodsalz, weißer Pfeffer • 2 kleine Tomaten Pfeffer aus der Mühle • 1 Prise Zucker • frischer Kerbel

1 Zwiebel abziehen und in feine Würfel schneiden. Den Knoblauch pressen und in 1 Teelöffel Butterschmalz mit den Zwiebeln glasig andünsten. Pilze putzen, klein schneiden und zu den Zwiebeln geben, kurz andünsten.

2 Sauerkraut auflockern und mit der Brühe zu den Zwiebeln geben. Das Ganze zugedeckt etwa 15 Minuten garen. In der Zwischenzeit die Karotten schälen und in feine Scheiben schneiden. Brokkoli in Röschen teilen und 5 Minuten in kochendem Salzwasser blanchieren.

3 Das Seelachsfilet unter kaltem Wasser abbrausen, trockentupfen und in mundgerechte Würfel schneiden. Mit Zitronensaft, Jodsalz und weißem Pfeffer würzen. Das restliche Butterschmalz erhitzen und die Fischwürfel darin braten.

4 Tomaten überbrühen, häuten, entkernen und das Fruchtfleisch in kleine Würfel schneiden. Tomatenwürfel, Karottenscheiben und die Brokkoliröschen zu dem Sauerkraut geben und etwa 5 Minuten mitkochen. Mit Jodsalz, Pfeffer aus der Mühle und Zucker fein abschmecken.

5 Das gebratene Seelachsfilet vorsichtig unterheben, mit Kerbel bestreuen und anrichten. Dazu passen Butterkartoffeln.

Pro Portion

1124/267 kJ/kcal
41 g Eiweiß
7 g Fett
10 g Kohlenhydrate
12 g Ballaststoffe
95 mg Cholesterin

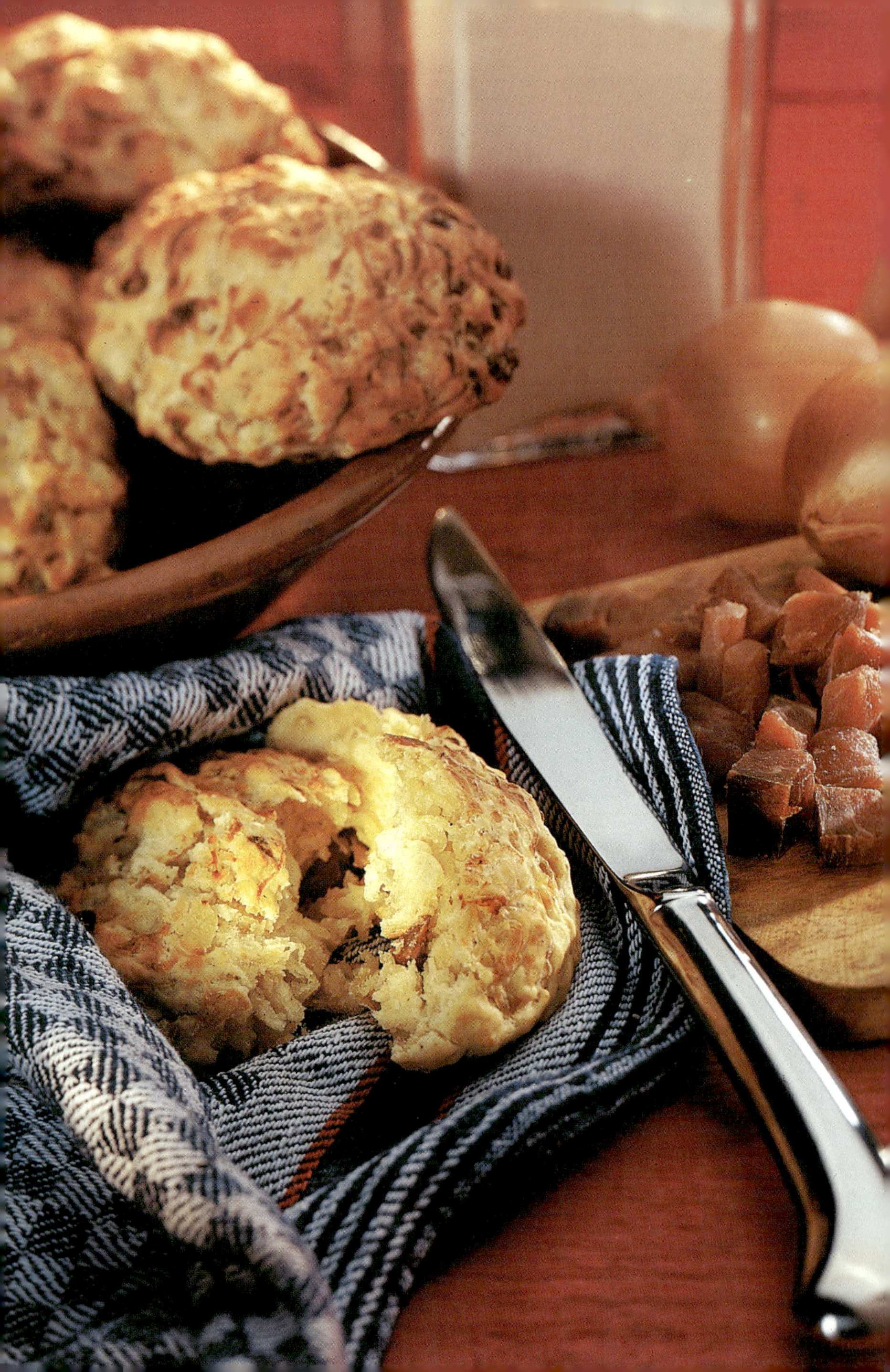

Sauerkraut und Backwerk

Auch für Backwaren eignet sich Sauerkraut bestens. Achten Sie jedoch darauf, dass die Krautmasse nicht zu feucht ist, sonst wird der Teig nicht knusprig, sondern feuchtet durch, oder er wird zäh. Viele Teige können Sie auf Vorrat zubereiten und einfrieren.

Gefüllte Blätterteighörnchen

Zutaten für 2 Personen

400 g Blätterteig • 200 g Sauerkraut • 100 g Ananasscheiben (Dose) • 50 g gemahlene Haselnüsse • 2 EL Crème fraîche • 1 Ei zum Bestreichen • 2 EL Sesam

1 Den Blätterteig auf einer bemehlten Arbeitsfläche dünn ausrollen und Quadrate von ca. 14 Zentimeter Seitenlänge ausschneiden. Jedes Quadrat diagonal halbieren.

2 Das Sauerkraut auflockern und klein hacken. Die Ananasscheiben in kleine Würfel schneiden und mit dem Sauerkraut vermengen. Haselnüsse und Crème fraîche darunter rühren. Mit einem Teelöffel etwas Sauerkrautmasse in die Mitte jedes Dreiecks setzen.

3 Den Teig von der breiten Seite aufrollen, die Spitzen andrücken, zu Hörnchen formen. Auf ein mit Backpapier belegtes Backblech verteilen. Die Hörnchen mit Ei bestreichen und mit Sesam bestreuen. Im vorgeheizten Backofen bei 200 °C (Gas Stufe 3) etwa 25 Minuten backen.

Pro Portion
2615/622 kJ/kcal
25 g Eiweiß
43 g Fett
44 g Kohlenhydrate
2,9 g Ballaststoffe
120 mg Cholesterin

Die herzhaften Sauerkrautbrötchen (siehe Seite 124) mit Zwiebeln und Frühstücksspeck schmecken sehr gut zu Wein oder Bier.

Kartoffelmonde mit Sauerkraut

Pro Portion
3534/842 kJ/kcal
84 g Eiweiß
35 g Fett
93 g Kohlenhydrate
10 g Ballaststoffe
431 mg Cholesterin

Zutaten für 4 Personen

Teig: 400 g Mehl • 1 Päckchen Backpulver • 400 g gekochte, passierte Kartoffeln • 3 Eier • Jodsalz

Füllung: 2 Zwiebeln • 1 TL Butterschmalz • 200 g Hackfleisch 300 g Sauerkraut • Pfeffer aus der Mühle • 1/2 TL Kümmel 2 Eier

Außerdem: 1 Ei zum Bestreichen • 50 g Sonnenblumenkerne 50 g Sesam • 1 TL Butter für das Blech

1 Das Mehl mit dem Backpulver vermischen und in eine Schüssel sieben. Die passierten Kartoffeln, die Eier und Jodsalz dazugeben und mit dem Knethaken gut durchkneten. Den Kartoffelteig etwa 30 Minuten kalt stellen.

2 Inzwischen für die Füllung Zwiebeln abziehen, fein würfeln und in Butterschmalz andünsten. Das Hackfleisch dazugeben und unter Rühren durchbraten. Das klein geschnittene Sauerkraut hinzufügen, erhitzen und mit Jodsalz, Pfeffer und Kümmel würzen.

3 Die Sauerkrautmasse in eine Schüssel geben, etwas auskühlen lassen, die Eier darunter rühren und erkalten lassen. Aus dem Teig kleine Klöße von ca. 100 Gramm stechen und auf einer mit Mehl bestäubten Arbeitsfläche dünn ausrollen.

4 Mit einer runden Form Kreise von 15 Zentimeter Durchmesser ausstechen. Jeweils eine Hälfte der Kreise mit der Sauerkrautmasse füllen (jeweils 3 Esslöffel), die andere Hälfte darüber klappen, an den Rändern gut festdrücken und zu einem Halbmond formen.

5 Das Ei verquirlen und die Halbmonde damit bestreichen. Abwechselnd mit Sesam und Sonnenblumenkernen bestreuen. Auf ein gefettetes Backblech setzen und im vorgeheizten Backofen bei 200 °C (Gas Stufe 3) auf der untersten Schiene etwa 30 Minuten goldbraun backen und heiß servieren.

INFO Kartoffelteige bereiten Sie am besten aus mehlig kochenden Kartoffeln zu. Die in ihnen reichlich enthaltene Stärke sorgt für eine gute Bindung und bewirkt, dass der Teig nicht auseinander fällt. Zu den bekanntesten Sorten gehören Adretta, Aula, Datura, Irmgard und Maritta. Häufig werden Sie aber auch die besonders beliebten holländischen Bintje im Regal finden.

Sauerkrautbällchen

Zutaten für 2 Personen

1 Apfel • 50 g Sauerkraut • 50 g Magerquark • 2 Eier
80 g Bisquit- oder Semmelbrösel • 1 EL Zucker • 2 cl Apfelschnaps • Schale von 1/2 Zitrone • 2 EL Puderzucker
2 EL Erdbeerfruchtsauce (Fertigprodukt)

1 Den Apfel schälen, entkernen und das Fruchtfleisch mit dem Sauerkraut im Mixer pürieren. Die Masse mit Magerquark, den Eiern und den Bisquit- oder Semmelbröseln zu einem zähen Teig verarbeiten.

2 Mit dem Zucker, dem Apfelschnaps und der geriebenen Zitronenschale würzen. Kleine Bällchen formen, bei Bedarf noch Semmelbrösel dazugeben und in kochendem Zuckerwasser etwa 10 Minuten garen lassen.

3 Die Sauerkrautbällchen mit Puderzucker bestreuen und mit der Fruchtsauce umkränzen.

Pro Portion
1587/377 kJ/kcal
13 g Eiweiß
7 g Fett
60 g Kohlenhydrate
3 g Ballaststoffe
314 mg Cholesterin

Pikante Hefeschnecken

Pro Portion
2004/477 kJ/kcal
13 g Eiweiß
13 g Fett
75 g Kohlenhydrate
7 g Ballaststoffe
27 mg Cholesterin

Zutaten für 2 Personen

Hefeteig: 40 g Butter • 1/8 l Milch • 30 g Hefe • 400 g Mehl 1/2 TL Jodsalz

Füllung: 2 rote Paprikaschoten • 1 TL Olivenöl • 2 Knoblauchzehen • Jodsalz • 1 TL Cayennepfeffer • 300 g Sauerkraut 1 EL gehackte Petersilie

1 Die Butter in einem kleinen Topf schmelzen, die Milch dazugeben und leicht erwärmen. Den Topf vom Herd nehmen und die Hefe in der Milch auflösen. Mehl in eine Schüssel sieben und Jodsalz darüber streuen. Die Milch-Hefe-Mischung dazugießen, das Mehl nach und nach damit vermengen und zu einem Teig kneten. Den Teig zugedeckt bei Zimmertemperatur auf das Doppelte aufgehen lassen.

2 Inzwischen die Paprikaschoten putzen, entkernen und in feine Streifen schneiden. Das Olivenöl erhitzen, die Paprikastreifen darin andünsten. Mit zerdrücktem Knoblauch, Jodsalz und Cayennepfeffer würzen. Das Sauerkraut ausdrücken, grob hacken und mit der Petersilie dazumischen. Die Sauerkrautmasse auskühlen lassen.

3 Den Backofen auf 200 °C (Gas Stufe 3) vorheizen. Den Hefeteig zu einem Rechteck von etwa 5 Millimeter Dicke ausrollen. Die Füllung so darauf verteilen, dass auf der Längsseite ein Streifen frei bleibt. Teig einrollen und in 2 Zentimeter dicke Scheiben schneiden.

4 Die Scheiben auf ein mit Backpapier belegtes Kuchenblech legen und 10 Minuten gehen lassen. Die Sauerkrautschnecken auf dem untersten Einschub etwa 20 Minuten backen.

Altbayerischer Sauerkrautkuchen

Zutaten für 1 Kuchen (12 Stücke)

Teig: 300 g Weizenmehl • 150 g Butter • 1 Ei • Muskat Jodsalz • 2–3 EL kaltes Wasser

Füllung: 4 Brötchen • 1 EL Butter • 2 Knoblauchzehen 2 EL Schnittlauchröllchen • 600 g Sauerkraut 1 TL Kümmel • 100 g Schinkenspeck • 2 Zwiebeln

Royalmasse: 500 g Sahne • 0,1 l Milch • 5 Eier • Muskat Jodsalz

Pro Stück
2011/481 kJ/kcal
12 g Eiweiß
31 g Fett
32 g Kohlenhydrate
3 g Ballaststoffe
210 mg Cholesterin

1 Für den Teig Mehl sieben und mit Butter, dem Ei, Muskat, Jodsalz und etwas Wasser verkneten, so dass ein fester Teig entsteht. Den Teig 1 Stunde kalt stellen, ausrollen und den Boden einer Springform damit auslegen.

2 Den Boden im vorgeheiztem Backofen bei 200 °C (Gas Stufe 3) etwa 10 Minuten vorbacken. Herausnehmen und mit dem restlichen Teig den Rand der Form auslegen.

3 Brötchen in kleine Würfel schneiden und in Butter anrösten. Mit gehacktem Knoblauch und Schnittlauchröllchen vermischen und in die Springform füllen.

4 Sauerkraut gut abtropfen lassen, etwas auspressen, fein hacken und mit Kümmel, ausgelassenen Schinkenspeck- und Zwiebelwürfeln gut vermengen.

5 Die Sauerkrautmasse auf den Brötchen verteilen. Sahne, Milch und die Eier verquirlen und daraus eine Royalmasse herstellen. Mit Muskat und Jodsalz würzen und die Springform damit auffüllen.

6 Den Sauerkrautkuchen im vorgeheiztem Backofen bei 180 °C (Gas Stufe 2) gut 1 Stunde backen, aus dem Ofen nehmen und warm oder kalt servieren.

Sauerkrautbrötchen

Pro Portion
2839/676 kJ/kcal
21 g Eiweiß
23 g Fett
97 g Kohlenhydrate
7 g Ballaststoffe
34 mg Cholesterin

Zutaten für 4 Personen

500 g Mehl • 40 g Hefe • 1/4 l warme Milch • 3 EL Rapsöl Jodsalz, weißer Pfeffer • 2 Zwiebeln • 100 g Frühstücksspeck 1 TL Butterschmalz • 300 g Sauerkraut

1 Das Mehl in eine Schüssel geben, die Hefe in lauwarmer Milch auflösen; alles mit Rapsöl, Salz und weißem Pfeffer verkneten.

2 Die Zwiebeln abziehen, würfeln, den Frühstücksspeck würfeln und in Butterschmalz dünsten.

3 Sauerkraut zerkleinern und mit Speck und Zwiebeln unter den Teig kneten. Den Teig gehen lassen, bis sich sein Volumen verdoppelt hat.

4 Aus dem Teig Brötchen formen, auf ein mit Backpapier ausgelegtes Backblech geben und mit lauwarmem Wasser bestreichen. Im vorgeheizten Backofen auf der untersten Schiene bei 200 °C (Gas Stufe 3) 30 bis 40 Minuten backen.

Haferflocken-Sauerkraut-Plätzchen

Pro Stück
255/61 kJ/kcal
2 g Eiweiß
2 g Fett
7 g Kohlenhydrate
1 g Ballaststoffe
8 mg Cholesterin

Zutaten für 30 Stück

100 g Sauerkraut • 150 g Haferflocken • 100 g Leinsamen 50 g Mehl • 2 EL Keimöl • 2 EL Zucker • 1 EL Lindenhonig 2 EL Milchzucker • 1 Ei • 1 TL Zimt • 2 EL Mineralwasser

1 Sauerkraut hacken und mit den übrigen Zutaten in eine Schüssel geben. Mit dem Handrührgerät zu einem Teig verkneten.

2 Mit 2 Teelöffeln kleine Häufchen auf ein Backblech setzen. Im Ofen bei 200 °C (Gas Stufe 3) 10 bis 15 Minuten backen.

Sauerkraut-Kümmel-Stangen

Zutaten für 30 Stück

300 g Mehl • 1 TL Backpulver • 200 g Sauerkraut 150 g Butter • 1 EL Crème fraîche • Jodsalz • 1 Eigelb zum Bestreichen • 1 EL Kümmel zum Bestreuen

1 Mehl mit Backpulver in eine Schüssel sieben. Das Sauerkraut klein hacken, Butter, Crème fraîche und Jodsalz dazugeben, zu glattem Teig verarbeiten.

2 Den Teig etwa 30 Minuten in den Kühlschrank stellen. Danach in 30 Stücke teilen und lange Röllchen daraus drehen.

3 Auf ein Blech geben, mit verquirltem Eigelb bestreichen und mit Kümmel bestreuen. Bei 200 °C (Gas Stufe 3) auf mittlerer Schiene etwa 12 bis 15 Minuten backen.

Pro Stück

326/78 kJ/kcal
1 g Eiweiß
5 g Fett
7 g Kohlenhydrate
1 g Ballaststoffe
21 mg Cholesterin

Sauerkrautbrot

Zutaten für 2 Brote

130 g Sauerkrautsaft • 9 g Hefe • 6 g Jodsalz • 110 g Roggenmehl • 120 g Weizenmehl • 140 g Sauerteig • 100 g Sauerkraut • 50 g Schinkenwürfel • 1 EL Kümmel

1 Sauerkrautsaft leicht erwärmen, Hefe hineinbröckeln, mit Jodsalz, Roggen- und Weizenmehl und Sauerteig zu einem glatten Teig verkneten.

2 Sauerkraut hacken und mit den Schinkenwürfeln unter den Teig kneten. Teig halbieren und zugedeckt etwa 30 Minuten ruhen lassen.

3 Brote formen und auf ein Blech setzen. Mit Wasser bestreichen und mit Kümmel bestreuen. Bei 210 °C (Gas Stufe 4) 45 bis 50 Minuten backen.

Pro Brot

1082/454 kJ/kcal
16 g Eiweiß
8 g Fett
80 g Kohlenhydrate
10 g Ballaststoffe
42 mg Cholesterin

Impressum
© 1998 Südwest Verlag GmbH in der Verlagshaus Goethestraße GmbH & Co. KG, München

Redaktion: Bettina Stambader
Projektleitung: Dr. Alex Klubertanz
Redaktionsleitung und medizinische Fachberatung: Dr. med. Christiane Lentz
Bildredaktion: Sabine Kestler
Produktion: Manfred Metzger
Umschlag: Manuela Hutschenreiter, München
Layout: Wolfgang Lehner
DTP: Matthias Liesendahl

Printed in Italy

Gedruckt auf chlor- und säurearmem Papier

ISBN 3-517-08048-9

Über die Autor

Armin Roßmeier ist diätetisch geschulter Koch DGE, Konditor und Küchenmeister sowie Prüfungsvorsitzender der IHK für München und Oberbayern für gastgewerbliche Berufe. Die Fernsehzuschauer kennen Armin Roßmeier von seinen Sendungen im ZDF und SAT1. Darüber hinaus ist er Ernährungsexperte bei Antenne Bayern.

Literatur

Lange, Elisabeth: Probiotics – Bakterien für die Gesundheit. Südwest Verlag. München 1997
Rosenblatt, Lucas/Christandl, Freddy: Kochen mit Sauerkraut und Sauerrüben. Midena Verlag. Augsburg 1997
Roßmeier, Armin: Das große Buch der leichten Küche. Südwest Verlag. München 1998
Wöllauer, Peter: Sauerkraut bis Salmonellen. Bakterien, Pilze, Hefen: Ihr Nutzen und Schaden in Nahrungsmitteln. Wöllauer Verlag. Neustadt 1995
Wimpffen, Hans Hermann von: Sauerkraut. Orac Verlag. Wien 1996

Hinweis

Das vorliegende Buch ist sorgfältig erarbeitet worden. Dennoch erfolgen alle Angaben ohne Gewähr. Weder Autor noch Verlag können für eventuelle Nachteile oder Schäden, die aus den im Buch gemachten praktischen Hinweisen resultieren, eine Haftung übernehmen.

Bildnachweis

Albrecht Dirk, Meinerzhagen: 62, 102, 110; Bilderberg, Hamburg: 1 (Chr. v. Alvensleben), 14 (K. Bossemeyer); Südwest Verlag, München: 4 (U. Kerth), U1, 14/15, 31, 36, 41, 44, 46, 60, 68, 73, 78, 83, 90, 105, 118 (U. Schoenenburg/Ch. Kargl), 16 (J. Heller), 28 (K. Vey); Visum, Hamburg: 8, 12 (G. Beer)

Sachregister

Rezepteregister